Hermes Andreas Kick

Psychiatrische Pharmakotherapie in der Schule von Paris

Naturwissenschaft – Philosophie – Geschichte

herausgegeben von
Prof. Dr. Dr. Peter Hucklenbroich
Westfälische Wilhelms-Universität Münster

Band 28

LIT

Hermes Andreas Kick

Psychiatrische Pharmakotherapie in der Schule von Paris

Objektivierung und die Entdeckung des Subjekts
im 19. Jahrhundert:
Cannabis, Modellpsychose und Narkoanalyse
im Spannungsfeld von Materialismus und Spiritualismus

LIT

Umschlagbild:
Pinel befreit die Kranken von den Ketten in dem Hôpital Bicêtre,
Gemälde von Charles Louis Lucien Müller (1849), mit freundlicher
Genehmigung der Académie Nationale de Médecine, Paris

Prof. Dr. med. Hermes Andreas Kick

Universität Heidelberg

Institut für medizinische Ethik, Grundlagen und Methoden der Psychotherapie und Gesundheitskultur, IEPG, Lameystr. 36, 68165 Mannheim

Gedruckt auf alterungsbeständigem Werkdruckpapier entsprechend
ANSI Z3948 DIN ISO 9706

Bibliografische Information der Deutschen Nationalbibliothek
Die Deutsche Nationalbibliothek verzeichnet diese Publikation in der Deutschen Nationalbibliografie; detaillierte bibliografische Daten sind im Internet über http://dnb.d-nb.de abrufbar.

ISBN 978-3-643-14445-4 (br.)
ISBN 978-3-643-34445-8 (PDF)

Verlagskontakt:
Fresnostr. 2 D-48159 Münster
Tel. +49 (0) 2 51-62 03 20
E-Mail: lit@lit-verlag.de http://www.lit-verlag.de

Auslieferung:
Deutschland: LIT Verlag, Fresnostr. 2, D-48159 Münster
Tel. +49 (0) 2 51-620 32 22, E-Mail: vertrieb@lit-verlag.de

E-Books sind erhältlich unter www.litwebshop.de

A la mémoire de mes maîtres

Professeur Henri Baruk

1897 – 1999

Ancien Médecin en chef de la Maison Nationale de Charenton

Joseph Schiller

1905 – 1976

Docteur ès Sciences Docteur en Médecine

Bibliothèque de la Faculté de Médecine de Paris

Inhalt

Vorwort

Die Geschichte der psychiatrischen Pharmakotherapie des 19. Jahrhunderts führt ins Zentrum jener Problemfelder, die uns bis heute im Blick auf aktuelle psychiatrische Forschungsfragestellungen beschäftigen. In kritischer Auseinandersetzung mit den Quellen sind die Fragen zu vertiefen, um mit den Ergebnissen zu einem Verständnis des Fragens selbst und schließlich zu Antworten zu gelangen. Solche Antworten, als Zwischensynthesen, vermögen ihrerseits zu einer verantworteten und verantwortbaren Richtung weiterer aktueller Forschung beizutragen. Historische Forschung ist damit kein Luxus, kein dekoratives Beiwerk, sondern überlebensnotwendige sachliche und ethische Orientierung auf dem Wege.

Der Geschichte der psychiatrischen Pharmakotherapie galt die vorliegende Untersuchung. Dabei sollte jenes frühe Stadium der psychiatrischen Pharmakotherapie in seinen engen Beziehungen sowohl zu *spezifisch-psychiatrischen* wie auch *allgemein-therapeutischen Problemstellungen* ihrer Zeit aufgezeigt werden, um dieses Forschungs- und Handlungsfeld so als einen exemplarischen Entwicklungsvorgang verständlich zu machen, der bedingt war von einer Vielfalt naturwissenschaftlicher, philosophischer, künstlerischer und zuweilen auch schlicht vom Zeitgeist bestimmter Impulse.

Hinzuzufügen ist, dass die vorliegende Untersuchung während eines Studienaufenthaltes in Paris entstand. Zahlreiche Quellen wurden an der Bibliothèque de la Faculté de Médecine eingesehen, weitere befanden sich in der Bibliothèque Nationale, in den Archiven der Assistance publique sowie in der Bibliothek des Etablissement National de Bienfaisance de Saint-Maurice. Sie wurde der Medizinischen Fakultät der Universität Heidelberg als Dissertation[1] vorgelegt (1968) und angenommen (1969), jedoch in jener unruhigen Zeit nicht publiziert. Das soll jetzt, Jahrzehnte später, geschehen. Historische Fragestellungen im Sinne einer überzeugenden *Heuristik* ergeben sich – naheliegend genug – aus praktischen Problemen, mit denen die Gegenwart eben ihre Schwierigkeiten hat. Das gilt gewiß für das vorliegende Thema. Die nachfolgende *historische Kritik*, ausgehend von einer Analyse der Quellen und der notwendigen Auseinandersetzung mit der eigenen Zeit gehen Hand in Hand und führen so zu neuen Durchblickbahnen – Perspektiven – zu besser begründeten und gefestigten Positionen, als einer *Hermeneutik*, die die Voraussetzung bildet, um in den aktuellen Auseinandersetzungen zu bestehen. Sicher ist, dass im Rahmen eines klinisch-psychiatrischen Handlungsfeldes eben jene epistemologischen Spannungsfelder von Objektivierung und der Entdeckung bzw. Respektierung des Subjekts und jene ontologischen Dualitäten von materialistischen und ide-

---

[1] Dankbar gedenke ich hier der steten Unterstützung und der Freundschaft seitens von Prof. Dr. med. Dr. phil. Heinrich Schipperges (1918 - 2003), Ordinarius für Geschichte der Medizin, Universität Heidelberg

alistischen Prämissen auch heute noch von gleichbleibend hoher Aktualität und Relevanz sind. Kenntnis jener Problemfelder, die im 19. Jh. die Kliniker bewegten, können dazu befähigen, notwendige Zwischensynthesen für ethisch vertretbare Forschungs- und klinische Handlungsansätze rascher zu finden und erfolgreicher zu verteidigen. Diese Zwischensynthesen wurden in den Jahren um 1968 von tonangebenden wissenschaftlichen Funktionsträgern der Universitätspsychiatrie wo nicht verfehlt, so doch nicht prononciert genug verteidigt, mit der Folge unsäglicher jahrelanger Auseinandersetzungen zwischen reduktiver Sichtweise auf der einen Seite, die sich auf anscheinend sicheres Terrain dann objektiv genannter Verfahren zurückzog und methodologischer Orientierungslosigkeit auf der anderen Seite, wie sie in dem antipsychiatrischen Subjektivismus exemplarisch Ausdruck fand[2]. Die institutionalisierte Psychiatrie meinte auf diese Weise, antiwissenschaftlichen Extrempositionen, die in der Tat seinerzeit jedes Maß verloren und sich in spiritualistisch-mystische oder materialistische Ideologiebildungen einer Antipsychiatrie verirrt hatten, am ehesten begegnen zu können. Heute, aus der historischen Distanz, ist es gewiss leichter, notwendige Lehren aus der Betrachtung der wissenschaftsgeschichtlichen Prozesse zu ziehen. Solche könnten darauf hinauslaufen, dass es in der Annäherung an die Wahrheit jeweils um subtile epistemologische und ontologische Balancen geht als Grundlage adäquater und zugleich *ethisch vertretbarer Methodologie* in der klinischen Psychiatrie und den Wissenschaften überhaupt[3]. Die Reflexion auf Leib und Leiblichkeit als einem anthropologischen Leitfaden bietet sich in den sich auftuenden methodologischen Krisenfeldern an, müsste aber erst noch von den verantwortlichen Akteuren in Forschung und Klinik aufgegriffen werden. [4]

Die jetzt vorgelegte, in Teilen überarbeitete und erweiterte Fassung der Dissertation (1969) ist, wenn man so will, die Jubiläumsausgabe zur 50-jährigen Promotionsfeier, einer nachgeholten Promotionsfeier, die aufgrund der chaotischen Zustände (1969) an der Universität Heidelberg nicht stattfand. Ich widme sie in dankbarem Gedenken meinen seinerzeitigen Förderern und unvergesslichen Lehrern Professor Henri Baruk, Médecin en chef de la Maison Nationale de Charenton und Docteur ès Sciences, Docteur en Médecine Joseph Schiller, Bibliothèque de la Faculté de Médecine, Paris.

Hermes Andreas Kick

---

[2] Kick 1990, 367-374. Antipsychiatrie und die Krise im Selbstverständnis der Psychiatrie, die sich in Heidelberg (1970) zuspitzte (Sozialistisches Patientenkollektiv mit Querverbindungen zum terroristischen Untergrund)

[3] Blankenburg 1978: S. 17: Eine dem Menschen gemäße Wissenschaft stützt sich auf eine Methodologie von „Ent-sprechen" und untrennbar davon auf ein ethisches „Ver-antworten".

[4] Kick, H. A., Schmitt W. 2015 (Hg.) Leib und Leiblichkeit als Krisenfeld in Psychopathologie, Philosophie, Theologie und Kunst. Ansätze zu einer interdisziplinären Anthropologie von Entsprechen und Verantworten.

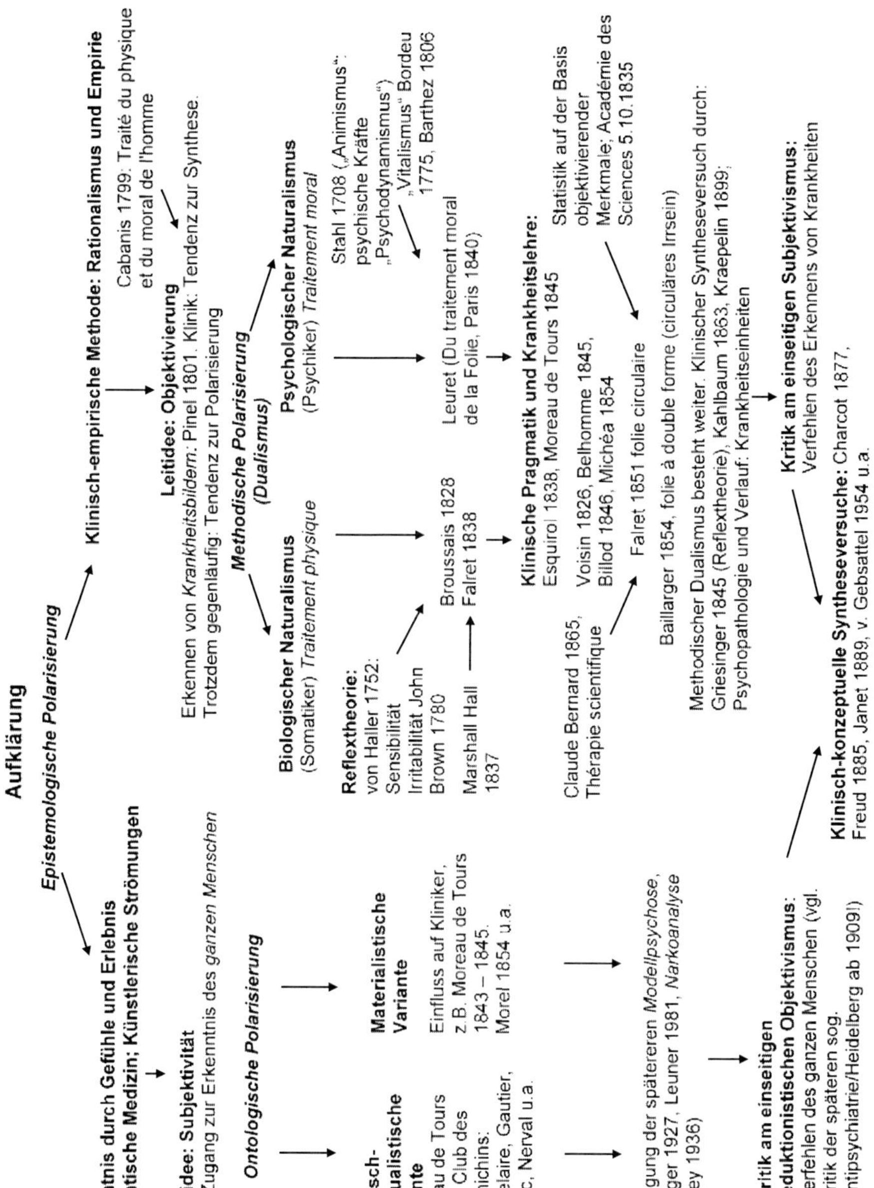

Abb. 1: Entwicklungslinien der Pharmakopsychiatrie (19. Jh.) im Kontext der klinisch-wissenschaftlichen Hauptströmungen: Man sieht die nach der Aufklärung verstärkt einsetzenden Polarisierungen in epistemologischer, ontologischer und methodischer Hinsicht. Sie bilden die Wurzeln klassischer Auseinandersetzungen bis ins 20. Jh. hinein, jedoch auch den Ausgangspunkt zu stetem Ringen um klinisch-konzeptuelle Synthesen, als Grundlage klinischen Erkennens und Handelns.

Einleitung

Sucht man nach den Ursprüngen der medikamentösen Therapierung seelischer und geistiger Störungen, so können ihre Wurzeln bis ins früheste Altertum zurückverfolgt werden. Sowohl im Rahmen magischer wie auch rationaler, somatisch orientierter Anschauungen gab es eine Behandlung von Geisteskrankheiten mit Pharmaka. Solange einheitliche Krankheitskonzepte Gültigkeit hatten, die in geistiger und körperlicher Abnormität nichts Wesensverschiedenes sahen, wurde ohnehin in beiden Fällen nach den gleichen therapeutischen Schemata vorgegangen. Allerdings standen die stofflichen Heilmittel – Pharmaka, wenn man so will – lange Zeit kaum als ein auf, vermeintlicher oder tatsächlicher, spezifischer Wirkung beruhendes Prinzip in deutlichem Kontrast zur gewöhnlichen Nahrung: Der gesunden Ernährung als einem Bestandteil diätetischer Lebensführung war der Charakter eines wahrhaften Pharmakons ebenso immanent, wie den Heilsubstanzen letztlich – rational betrachtet – eine Wirkweise eignen musste, die auf einer beiden in gleicher Weise zukommenden Grundlage beruhte.

Mit dem vor allem von Paracelsus geförderten Eindringen chemischer Vorstellungen in die Medizin, gewannen pharmakologische Substanzen durch ihre neue Funktion fortan in den Grundmustern der Therapie einen besonderen Ort. Es musste im Rahmen dieser Untersuchung darauf verzichtet werden, die ebenso reizvollen wie komplexen Probleme, welche sich in den Strukturen der psychiatrischen Pharmakotherapie des Mittelalters präsentieren, einer detaillierteren Analyse zu unterziehen. Immerhin möge erwähnt werden, dass eine weitverbreitete Suche nach sogenannten Spezifika gegen geistige und körperliche Leiden einsetzte. Allerdings fehlten noch jene kritischen Maßstäbe und Methoden, die sich später im klinischen Bereich so überaus fruchtbringend auswirken sollten. Philippe *Pinels* Verdienst war es, diese *methodische Wende*, als klinisch-empirische Wende, entscheidend mitgestaltet zu haben. Statt planlos eine Vielfalt von Stoffen auszuprobieren, stellte er die Forderung auf, die Substanzen in ihrer Wirkung auf bestimmte Krankheiten *klinisch systematisch* zu erproben. Damit war ein wesentlicher Schritt hin zur wissenschaftlichen Erfassung von pharmakologischen Wirkungen überhaupt und solchen bei psychiatrischen Leiden getan. In der Einführung der *klinisch-empirischen Methode*, nicht etwa neuer Pharmaka, muss der Beginn eines seiner Zielsetzung nach definierten Forschungszweiges, der psychiatrischen Pharmakotherapie, gesehen werden. Diese Phase bildete den Ausgangspunkt für die vorliegende Untersuchung. Der nunmehr eingeleitete Umgestaltungsprozess vollzog sich zuerst und am nachhaltigsten in Paris, dem Wirkungsort des Begründers der klinisch-empirischen Methodik innerhalb der Psychiatrie. Solange Paris im Fokus der damaligen pharmakopsychiatrischen Forschung stand, sollte hier auch die weitere Entwicklung verfolgt werden.

„Der Ausdruck 'Psychopharmaka' als Medikamentengruppe lässt sich weiter oder enger fassen.“[5] Solche Äußerungen eines tonangebenden Psychopharmakologen machen die Schwierigkeiten deutlich, welche sich einer Verwendung dieses Begriffes entgegenstellen. „Alle psychotropen Pharmaka zusammen werden als Psychopharmaka bezeichnet“[6], meinte derselbe Autor und bot damit eine weitgefasste Definition. Sie ist indes durchaus geeignet, historisch bedeutsame psychiatrische Pharmaka mitzuerfassen, so das Opium und den Alkohol, deren besondere Fähigkeit, seelisches Geschehen zu beeinflussen, seit alters her bekannt war. Diese beiden Substanzen werden jedoch nach den heute üblichen Kriterien nicht zu den Psychopharmaka, sondern in die Wirkgruppe der Analgetika oder Hypnotika eingeordnet.[7] Eine solche enge begriffliche Betrachtungsweise ließe ein doppeltes historisches Moment außer Acht. Zum ersten trat in den Quellen, die vorliegend näher ins Auge gefasst wurden, der Begriff „Psychopharmaka“ nirgendwo auf; er verliert somit für das Verständnis dieses Zeitabschnittes an Relevanz. Zum zweiten wurden in jenem Stadium pharmakopsychiatrischen Forschens Substanzen angewandt, wie zum Beispiel Eisen, bei welchem keine psychotrope Wirkung nachzuweisen ist. Trotzdem wären sie in einem weiteren und tieferen Sinne als „Psychopharmaka“ zu bezeichnen, wofern sie nur eine Wirkung auf die Psyche erzielten, weil sie, wie Franz von Brücke schrieb, „eben nicht in erkennbarer Weise direkt auf körperliche Funktionen“ wirkten, sondern nur „über den Umweg der Psyche“.[8]

Unter dem Eindruck der aktuellen Vieldeutigkeit des Wortes „Psychopharmakon“ stellt sich dennoch die Frage nach seiner begriffsgeschichtlichen Herkunft. Wie G. Roth[9] betonte, handelt es sich um keine Neuschöpfung. Der Terminus trat vielmehr bereits im Titel einer 1548 von Reinhardus Lorichius herausgegebenen Sammlung von Trost- und Sterbegebeten auf. Dies sei „die einzige logische und legitime Anwendung des Wortes, weil es sich eben um heilende Wirkung auf die *Psyche*“ handle, äußerte sich dazu v. Brücke.[10] Im Zusammenhang mit der Entdeckung des Chlorpromazins durch Jean Delay im Jahre 1952 erhielt der Terminus einen neuen Inhalt, dessen wesentlichstes Element die antipsychotische Wirkkomponente ausmachte. v. Brücke hielt aus diesem Grunde die Bezeichnung „Psychotopharmaka“ für besser.[11]

Emil Kraepelin verwandte bereits 1892 den Begriff „Pharmakopsychologie“[12]. Die unterschiedliche Akzentsetzung indes weist auf ein anderes Anliegen: Kraepelin

---

[5] Pöldinger, Schmidlin 1966: S. 9
[6] Pöldinger 1967: S. 24
[7] Kuschinsky, Lüllmann 1967, VI
[8] v. Brücke 1966, IX
[9] Roth 1964: S. 179
[10] v. Brücke 1966, IX
[11] v. Brücke 1966, X
[12] Kraepelin 1892

ging es um die messbaren Änderungen psychischer Zuständlichkeiten und Leistungen unter dem Einfluss bestimmter Wirkstoffe, weniger um einen direkten therapeutischen Einsatz.

Seit langem, spätestens seit den Publikationen von Paul Kielholz hat sich die Begrifflichkeit „Psychiatrische Pharmakotherapie" zur Definition des entsprechenden medikamentösen Einsatzbereiches durchgesetzt. Paul Kielholz nannte seine Veröffentlichung „Psychiatrische Pharmakotherapie in Klinik und Praxis".[13] Auch bei Helmut Selbach findet sich die Begriffsverbindung „psychiatrische Pharmakotherapie",[14] später auch in dem über Jahrzehnte tonangebenden „Kompendium der Psychiatrischen Pharmakotherapie" von Hippius und Benkert.[15] Darin scheint ein Selbstverständnis Ausdruck zu finden, das sich als ganz bestimmtes *Therapieprinzip* des Eingreifens mittels chemischer Substanzen im Rahmen eines Fachgebietes der Gesamtmedizin, der Psychiatrie, zu begreifen sucht.

Die Geschichte der Pharmakopsychiatrie im Allgemeinen oder jene der Schule von Paris ist kaum je zum Gegenstand einer historischen Untersuchung[16] geworden. Beiläufige Anmerkungen finden sich in den medizinhistorischen Standardwerken. Semelaigne ging 1888 auf die Bedeutung von Philippe Pinel für die Reduzierung der Polypharmakopöe ein.[17] Neuburger-Pagel brachte 1905 bei der Besprechung einzelner Autoren summarische Hinweise auf ihre medikamentösen Behandlungsversuche. Laignel-Lavastine wies 1949 auf die Bedeutung von Jacques Joseph Moreau de Tours als Begründer der experimentellen Psychosenforschung[18] hin. Henri Baruk widmete der Geschichte der Narkoanalyse 1959 eine eigene Abhandlung, der das Verdienst zukommt, im wissenschaftshistorischen und klinischen Kontext auf die Bedeutung von Moreau de Tours hingewiesen zu haben.[19] Walter Pöldinger gab 1967 einen Überblick zur Beeinflussung der seelischen Befindlichkeit durch Pharmaka im Laufe der Geschichte".[20]

Die Texte, an welchen der Ort und die Funktion der Pharmaka in der Gesamtstruktur therapeutischen Handelns am geisteskranken Menschen aufzuzeigen waren, bestanden zum einen in systematischen Darstellungen, Lehr- und Handbüchern der Psychiatrie, die sich zu pharmakotherapeutischen Fragen Stellung nahmen; zum anderen mehrten sich nach der Gründung von Fachzeitschriften[21] Beiträge zu dieser

[13] Kielholz 1965
[14] Selbach 1961: S. 511
[15] Hippius, Benkert, seit 1974
[16] Eine Ausnahme bildet: Lehfeldt 1890. Im Übrigen gilt das, so weit zu ersehen, bis heute.
[17] Semelaigne 1888: S. 130
[18] Laignel-Lavastine 1949, Tome 3: S. 315
[19] Baruk 1959: S. 1455 - 1462
[20] Pöldinger 1967: S. 11 - 25
[21] 1843 Gründung der Annales médico-psychologiques

Thematik, die als sehr getreues Spiegelbild der klinischen Problemstellungen jener Zeit aufzufassen waren.

I. Die Anbahnung der wissenschaftlichen Pharmakopsychiatrie

Philippe Pinel

Klinische Empirie: Einzelfallkasuistik und die Anfänge der statistischen Methode

Die Reformen von Philippe Pinel im Bereiche der französischen Psychiatrie sind von Legenden umrankt. Unbestritten ist, dass er für lange Zeit richtungsweisende klinisch-institutionelle Neuerungen einführte, die von dem humanitären Impetus der Aufklärung getragen waren. Ihre methodologische Basis war die rationale Durchdringung der Probleme, die der Geisteskranke aufgab. Daraus ergab sich die Erkenntnis, dass seelisch Leidende, wie alle anderen körperlich Kranken, dringend der *ärztlichen* Hilfe bedurften.

Der rationale, von der Aufklärung inspirierte Leitgedanke, verbunden mit dessen adäquatem klinischem Ausdruck, dem kritisch-empirischen Vorgehen, galt bei Pinel auch als Prüfstein für die Anwendung bestimmter Medikamente. Hinzu kam, dass gerade in jener Zeit Strömungen lebendig wurden, die die Anwendung von Pharmaka bei Geisteskrankheiten begünstigte. Pinel fand zwar verschiedentlich Worte der Kritik gegenüber der „Polypharmakopöe" seiner Zeit[22]. Ein grundsätzliches Verwerfen jeder medikamentösen Therapie aus theoretischen Erwägungen heraus, wie es in der psychologisch orientierten Schule („école psychique") bei François Leuret[23] geschehen sollte, konnte bei ihm nicht in Betracht kommen. Zu sehr stand er unter dem Einfluss der neueren empirischen Erkenntnisse der anatomischen Schule von Giovanni Battista Morgagni, die eine gehirnpathologische Klärung der Geisteskrankheiten in den Bereich des Möglichen und Denkbaren gerückt hatten[24]. Lag dem psychischen Leiden aber ein organischer Prozess zugrunde, so musste dieser zumindest im Prinzip für körperliche („régime physique") und eben medikamentöse Therapie zugänglich sein.

Entscheidende Anregungen erfuhr Pinel von seinem Freunde Pierre Jean Georges Cabanis[25] (s. Abb.1). Hinsichtlich der klinischen Methode lässt sich dies leicht nachweisen. Cabanis hatte die Gedanken der englischen Empiristen aufgenommen und in seinem 1799 herausgegebenen Werk[26] auf den Wert systematischer Be-

---

[22] Pinel 1801: S. 5 (introduction)
[23] Vgl. Leuret zit. n. Billod 1846: S. 24
[24] Pinel 1801: S. 106
[25] Pinel 1801: S. 6 (introduction)
[26] Cabanis 1799: „Traité du physique et du moral de l´homme"

obachtung psychophysischer Wechselbeziehungen hingewiesen: Organische Vorgänge waren von unleugbarem Einfluss auf seelisches Geschehen. So sah es Pinel als seine Aufgabe an, den Gesamtorganismus auch mit Hilfe von Medikamenten, die sich unter klinischer Beobachtung bewährt hatten, in eine günstige Ausgangslage zu bringen. Pinel berücksichtigte Pharmaka im Heilplan, wies aber auch auf den hohen Stellenwert der psychologischen Führung hin („traitement moral")[27]. So bestand seine Behandlungsweise in einem undogmatischen Sowohl-als-auch, in der empirisch-rational fundierten Kombination[28].

Welche Pharmaka aber waren es, die Pinels kritischer Sichtung standhielten? Ausschließlich seit langem in der Allgemeinmedizin und Psychiatrie angewandte Substanzen wurden in seinem 1801 erschienenen „Traité médico-philosophique sur l´aliénation mentale" aufgeführt. Von früheren Veröffentlichungen im französischen Raum, die sich mit der medikamentösen Behandlung psychischer Leiden befassten, möge das Werk „Observations sur la rage" von Antoine Portal erwähnt werden. Portal empfahl darin die sogenannten „antispasmodiques", zu denen er Kampfer und Opium zählte, sowie Purgantien („purgatifs") und Emetika („vomitifs")[29].

Pinel setzte die „antispasmodiques", Opium und Kampfer, zur Behandlung der Manie[30], eine Kombination von Opium und Chinarinde bei Melancholie[31] ein. Er sah darin nicht Spezifika gegen Manie oder Melancholie, sondern Hilfsmittel, die durch ihren symptomatischen Effekt eine günstige Allgemeinwirkung auf die Krankheit erzielten („médication"). Dafür spricht auch, dass er angeblichen Spezifika („prétendus spécifiques"), die immer wieder in der Diskussion waren, äußerst kritisch gegenüberstand[32]. Ein weiteres Indiz für den häufig eher auxiliären Charakter der medikamentösen Behandlung muss auch in dem Umstand gesehen werden, dass sie stets zusammen mit anderen Heilweisen („traitement moral") Anwendung fanden[33]. Auf diese Weise waren die Pharmaka integrativer Bestandteil einer Kombinationsbehandlung.

Schon vor Pinel[34] hatte der Engländer William Perfect dieselben Pharmaka empfohlen; die Indikationsbereiche stimmten nicht ganz mit denen von Pinel überein.

---

[27] Pinel 1801: S. 57: „Avantages de l´art de diriger les aliénés pour seconder l´effet des médicaments"
[28] Pinel 1801: S. 276
[29] Portal 1779: S. 122 u. 124
[30] Pinel 1801: S. 245
[31] Pinel 1801: S. 232
[32] Pinel 1801: S. 5 (introduction)
[33] Pinel 1801: S. 276: „...à combiner habilement les ressources du régime moral et physique, ..."
[34] Im Folgenden werden die Angaben von Neuburger-Pagel (1905) referiert

Bei Melancholie empfahl er Opium und Kampfer, bei manischen Zuständen Digitalis, Brechmittel und auch Chinarinde[35]. Auch der Italiener Vincenco Chiarugi ist zu nennen, der Castoreum und Moschus bei Hysterie und außerdem Opium, Nieswurz, Brechweinstein, Hoffmanns Liquor, Kantharidentinktur und Wein bei psychiatrischen Krankheiten anwandte[36]. In Deutschland trat schon vor Pinel Anton von Stoerck hervor, der die therapeutischen Möglichkeiten des Stechapfels, des Bilsenkrautes und des Eisenhuts (1762) unterstrich, ferner Leopold Auenbrugger, der die systematische Kampferkur (1776) durchführte und Burchard Friedrich Muench (1781), der sich mit der Wirkung der Belladonna beschäftigte[37].

Angesichts der wichtigen Rolle, die das Opium im Behandlungskonzept Pinels spielte, klingt die Behauptung von Claude François Michéa (1853) merkwürdig, Pinel habe diese Substanz fast ignoriert[38]. Michéa suchte nach Gründen für den Rückgang der Opiumapplikation gegenüber dem 18. Jahrhundert. Eine solche Abnahme ist nicht ausgeschlossen. Die kritische Einschätzung der Opiumanwendung seitens einiger Schüler von Pinel scheint die Auffassung zu stützen. Eine für den Kranken nachteilige Diskreditierung des Opiums konnte jedoch eigentlich nicht mit Pinels Ausführungen in seinem Traité médicophilosophique begründet werden.

Der Feststellung von Semelaigne[39] ist zuzustimmen, Pinel sei einer derjenigen Ärzte gewesen, die sich gegen die gleichzeitige Anwendung einer Vielzahl von Pharmaka gewandt hätten. Pinel ging es offensichtlich um Klarheit der Erfahrungsbildung im Blick auf eine einfache Einzelfall-Kasuistik[40]. Eine Beschränkung auf wenige, am ehesten wirksam erscheinende Substanzen bildete die Voraussetzung, den therapeutischen Effekt durch methodische Beobachtung zu prüfen[41]. Dabei muss man sich im Klaren sein, dass auch einfache deskriptiv-statistische Methoden zur Zeit Pinels noch nicht in den medizinischen und klinischen Forschungsbereich eingeführt waren. Statistische Methoden hatten erst im Verlauf des späten 17. Jh. in der Royal Society für *demographische* Fragestellungen Eingang gefunden, waren später u.a. auch durch Leibnitz aufgegriffen worden und hatten von daher im Verlauf des 18. Jh. allmählich Eingang für staatspolitische und bevölkerungsstatistische Fragen gewonnen. Ab 1837 kam es in der Académie Nationale de Médecine in Paris zu heftigen Auseinandersetzungen über Nutzen und Nachteil numerischer Methoden in der klinischen Medizin. In den folgenden Jahrzehnten nahm die Bedeutung statistischer Methoden insbesondere für die Experimentalphysiologie zu.

---

[35] Neuburger-Pagel 1905: S. 632
[36] Neuburger-Pagel 1905: S. 639-641
[37] Neuburger-Pagel 1905: S. 626-629
[38] Michéa 1853: S. 46
[39] Semelaigne 1888: S. 130
[40] Ackerknecht 1957: S. 43. Hier wird auf die Pharmakopoe von Pinel hingewiesen.
[41] Semelaigne 1888: S. 130

Lavoisier (1791)[42] setzte sich für den Einsatz statistischer Hilfsmittel für die Umsetzung einer Departemental-Statistik ein (1806: Statistiques générales de la France)[43]. Pierre Charles Alexandre Louis[44] (1787 bis 1872) äußerte: „Ohne eine Erforschung der Zahlenverhältnisse pathologischer Erscheinungen und der therapeutischen Erfolge könne schlüssige Erkenntnis nicht gelingen". 1840 publizierte Jules Gavarret[45] das Werk „Principes généraux de statistique médicale". Gavarret sah auch schon sehr klar das Problem, das mit der möglichst objektiven Erfassung der Merkmale (Merkmalsdefinition) beginnt, die im Rahmen der Klinik eine Voraussetzung überhaupt zur Zählung und zum Vergleich der Gruppen darstellt. Dass dieses Problem im Rahmen der psychiatrischen Fragestellungen, also bezüglich *psychischer* Merkmale und *psychischer Krankheiten* methodisch und krankheitstheoretisch besonders gravierend ist, wurde den Forschern jener Zeit, in der Mitte des 19. Jahrhunderts, erst nach und nach in vollem Umfang klar.

Die Bedeutung von Pinel für die Pharmakopsychiatrie lag in dem methodischen Ansatz einer klinisch-rationalen Empirie, was zu einer praktischen Beschränkung und kritischen Auswahl bestimmter Medikamente aus der Vielzahl der Substanzen führte. Allein die in der Klinik beobachtete Wirksamkeit sollte über eine weitere Anwendung entscheiden. Grundsätzlich ließ sich Pinel durch die Erfahrung und nicht von dogmatischen Überlegungen leiten. Dass er dies im Spannungsfeld klinischer Vorurteile durchhielt, dass er sich überhaupt mit Medikamenten beschäftigte und auf diese Weise Positives zur Kenntnis nehmen konnte, hing in entscheidendem Maß von *theoretischen Voraussetzungen* ab. Die Erfolge der Pharmaka waren – aus naheliegenden Gründen – keineswegs so sensationell und überzeugend, dass sie nicht von Leuret und seiner psychologischen Schule rundweg bestritten werden konnten. Pinels Grundanschauung von der Geisteskrankheit als eines Geschehens, das nur im Zusammenhang und unter Berücksichtigung seiner somatischen Komponente verstanden werden konnte, entsprach sein ernsthafter Versuch einer somatischen und also auch pharmakologischen Therapie. Auch die weitere Entwicklung der Pharmakopsychiatrie sollte aufs engste mit der Frage verknüpft bleiben, welche Vorstellungen über das Wesen des psychisch Abnormen und des Seelischen überhaupt sich Gültigkeit verschaffen und durchsetzen konnten.

---

[42] Lavoisier, zit. n. Schipperges 1791

[43] Statistiques générales de la France 1806

[44] Pierre Charles Alexandre Louis. Die numerische Methode. Houghton Mifflin Company: The Houghton Mifflin Dictionary of Biography. Houghton Mifflin Harcourt 2003, S. 954

[45] Gavarret 1840, Paris: Principes généraux de statistique médicale

Physiologische Denkansätze nach Pinel

In der Zeit, die Pinels Wirken folgte, hatte sich auch bei Psychiatern, welche die Pharmakotherapie begrüßten, eine gewisse Skepsis gegenüber dem Opium und den anderen „Narkotika“ (Kampfer) durchgesetzt. Zu diesem Kreis gehörte Etienne Jean Georget, der Leiter einer Abteilung an der Klinik Salpêtrière war. Er begründete seine ablehnende Haltung mit der Suchtgefahr und der Notwendigkeit, die Dosen dauernd zu erhöhen[46]. Georget unterschied zwischen Substanzen, denen eine direkte Wirkung auf das Gehirn zukommen sollte, den „Narkotika“, und solchen, die durch eine Beeinflussung anderer Organe indirekt eine Besserung des seelischen Leidens brächten. Unter „indirekten“ Heilmitteln verstand Georget die Emetika und Purgantien. Er zog sie den „direkt-wirkenden“ Substanzen vor, weil sie weniger gefährlich seien. Seine an einem polaren Krankheitsmodell orientierte Behandlungsweise fasste Neuburger-Pagel prägnant so zusammen: Aktive Gehirnkongestionen bekämpfe er durch Abführmittel und kalte Umschläge auf den Kopf, die allgemeine Abspannung und Schwäche, welche der Überspannung folge, durch tonische und aromatische Arzneien, Wein, Chinarinde und Eisen[47]. Bedeutsamer als die therapeutische Praxis von Georget war seine nach funktionellen und „physiologischen“ Gesichtspunkten getroffene Einteilung der Pharmaka. Dadurch traten in seiner Argumentation für den Bereich der Psychiatrie neue erkenntnisleitende Termini auf wie „actions des médicaments“, „direkte“ und „indirekte“ Wirkung[48].

Eben diese Begriffe nahm Felix Voisin, der eine psychiatrische Privatanstalt in Vanves leitete und ab 1831 an der Klinik Bicêtre tätig war, auf, um zu einer ganz anderen Systematik der therapeutischen Mittel zu kommen. Was beide verband war ihr Bestreben, sich *psychologischen und psychopathologischen Phänomenen* in *physiologischen Begrifflichkeiten* und Denkweisen zu nähern. Voisin vertrat in dem 1826 herausgegebenen Werk „Des causes morales et physiques des maladies mentales“[49] die Ansicht, dass es bei *jeder* Krankheit Ziel sein müsse, das betroffene Organ in seinen physiologischen[50] Zustand zurückzuführen; bei den Geisteskrankheiten sei es das Gehirn, auf das sich die Therapie konzentrieren müsse. „Dans toute maladie, se proposer de modifier l´organe altéré, de manière à le ramener à son état physiologique, tel doit être le but constant des efforts du médecin. Dans l´aliénation mentale, c´est sur le cerveau essentiellement et primitivement lésé qu´il faut spécialement diriger les ressources de la thérapeutique“[51]. Voisin argumentierte

---

[46] Georget 1820: S. 308

[47] Neuburger-Pagel 1905: S. 660

[48] Georget 1820: S. 308

[49] Voisin 1826: „Des causes morales et physiques des maladies mentales“

[50] Der doppelsinnige Gebrauch von „physiologisch“ dürfte schon hier offensichtlich sein; (a): normal (b): zur Physiologie gehörig.

[51] Voisin 1826: S. 391

weiter, dass man das Gehirn auf zwei verschiedenen Wegen therapeutisch beeinflussen könne: zum ersten auf direkte Weise, nämlich durch die *psychologische Behandlung*, und zweitens auf indirekte Art durch die *körperliche Therapie* (Medikamente, Dusche, Aderlass)[52]. Voisin vertrat damit ein Modell, das sowohl „*traitement physique*" wie auch „*traitement moral*" sinnvoll begründen konnte. Es war eine konzeptuelle Weiterentwicklung dessen, was Pinel schon 1801 aufgrund seiner klinisch-empirischen Konzeption gefordert hatte: die Kombination beider therapeutischer Ansätze[53].

Als Verdienst von Voisin und ähnlich denkender Ärzte wie Jacques Etienne Belhomme[54], eines Assistenten an der Klinik Salpêtrière, und Louis Antoine Eugène Billod[55], die stets den Weg zu einer *Synthese* im Blick hatten, darf man ansehen, dass es in Frankreich zu keiner so ausgeprägten Trennung zwischen *somatisch* und *psychologisch* orientierten Psychiatern kam wie zur gleichen Zeit in Deutschland. Trotzdem lassen sich unterschiedliche konzeptuelle Schwerpunkte bei den einzelnen französischen Psychiatern nachweisen. Bei Leuret etwa war die später schulbildende Orientierung offensichtlich auf eine ausschließlich psychische Behandlung hin ausgerichtet[56].

Publikationen, in denen eine *ausschließlich* somatische bzw. organische Therapie propagiert wurde, finden sich bezeichnenderweise überhaupt nicht. Eine Veröffentlichung des an der Salpêtrière tätigen Jean Pierre Falret aus dem Jahre 1839 belegt jedoch, dass er die in der Anwendung von Pharmaka liegenden Möglichkeiten ganz besonders hoch einschätzte. Francois Joseph Victor Broussais hatte schon 1828 eine Abhandlung mit dem Titel „De l'irritation et de la folie" herausgegeben[57]. In dieser unternahm er den Versuch, psychische Leiden auf Änderungen der „Irritation" der Nerven zurückzuführen. Falret nahm diesen Gedanken in seine eigene therapeutische Konzeption auf. Durch chemische Substanzen sollte die „Sensibilität" in vorausberechenbarer Weise verändert werden, um so auf das Gehirn wie ein

---

[52] Voisin 1826: S. 391

[53] Pinel 1801: S. 276

[54] Belhomme 1845: S. 3-4 „... allier constamment le traitement physique au traitement moral..."

[55] Billod 1846: S. 19 „Doctrine du traitement mixte"

[56] Leuret zit. n. Billod 1846: S. 24 „Je considère le traitement moral comme le seul qui soit propre à guérir la folie"

[57] Undenkbar wäre diese Theorie ihrerseits ohne die nervenphysiologischen Forschungen von Albrecht de Haller; vgl. franz. Veröff.: „Mémoire sur la nature sensible et irritable des parties du corps animal", Lausanne 1756. – Wie nachhaltig das System von Broussais die psychiatrische Therapie beeinflusste, veranschaulicht auch die kritische Schilderung der Behandlung des an Epilepsie leidenden Dichters Gustave Flaubert durch seinen Vater, die Maxime du Camp lieferte: Der Vater von Flaubert war verzweifelt; da er leider der Schule von Broussais angehörte, sah er kein anderes Heilmittel als den Aderlass... Man stopfte den Kranken mit Baldrian, Indigo und Castoreum voll." (Du Camp 1896: S. 586. Vgl. auch Binet-Sangle 1900: S. 644-650)

Gedanke oder *Gefühl* zu wirken, um damit also den therapeutischen Effekt zu erzielen. „..., c´est un fait de physiologie et de psychologie bien remarquable que cette propriété généralement reconnue à divers agens spéciaux, *de placer la sensibilité dans des dispositions prévues*; d´agir sur le cerveau à la manière d´une *pensée* ou d´un *sentiment* définis...“[58] Falrets Überlegungen liefen nicht auf eine Ablehnung der psychologischen zugunsten einer chemischen bzw. medikamentösen Therapie hinaus; vielmehr war er in seinem Ansatz um eine Zusammenführung, eine Synthese, bemüht.

Die Fortsetzung der klinischen Empirik durch Esquirol und seine Schüler

Neben der Gruppe französischer Psychiater, die zwar ebenfalls Kliniker waren, aber mindestens ebenso an der Grundlagenforschung, der Wirkweise der Pharmaka im allgemeinen interessiert waren, gab es andere, deren Bemühungen sich auf den klinischen Bereich beschränkten. Sie befanden sich hinsichtlich der Methodik ganz in der Tradition von Pinel und betrachteten es als ihre vordringlichste Aufgabe zu prüfen, welche Medikamente bei psychischen Leiden eine heilende Wirkung erzielen konnten.

Auch die Pharmakopöe selbst war, als Joseph Guislain im Jahre 1833 sein Werk „Traité sur les Phrénopathies“[59] publizierte, noch erstaunlich ähnlich derjenigen, die Pinel über dreißig Jahre zuvor empfohlen hatte. Guislain berichtete, ganz in der Tradition klinisch-empirischer Kasuistik und in Übereinstimmung mit diesem[60], von guten Erfolgen des Chinins (Sulfate de quinine“) bei Melancholie („mélancolie simple, sans délire bien prononcé“)[61]. Zuweilen kombiniere er es auch mit Opium[62]. Er habe zahlreiche Versuche mit Opium unternommen, schrieb Guislain; aber als erfolgreich hätte sich dieses nur in einigen Fällen von Melancholie ohne Delirium erwiesen.[63] Seine Beurteilung beruhte, wie zu erwarten, auf Erfahrungen, die er *persönlich* in praktisch-klinischer Arbeit hatte gewinnen können. Es haftete ihr die Schwäche an, welche für dieses Stadium wissenschaftlicher Methodik typisch war, nämlich eine Überbewertung eigenen Erfahrungsgutes. Doch scheint im Vergleich zu den festgefügten Vorurteilen einer rein dogmatischen Einstellung entscheidendes Terrain gewonnen, das vor allem die *Möglichkeit* methodischer Kritik durchaus offen ließ.

---

[58] Falret 1839: S. 24
[59] Guislain war zwar Belgier, stand aber in engem Kontakt zur Pariser Schule
[60] Pinel 1801: S. 232
[61] Guislain 1833: S. 440
[62] Guislain 1833: S. 441
[63] Guislain 1833: S. 436: „J´ai fait des expériences nombreuses avec ce moyen, mais il ne m´a réussi que dans quelques mélancolies sans délire“

Zwei Substanzen, die bei Pinel nicht zur Diskussion standen, fanden bei Guislain Erwähnung, das Extrakt des Stechapfels (Datura stramonium) und Digitalis. Datura stramonium lehnte er ab mit der Begründung, es habe die krankhaften Symptome vermehrt.[64] Datura stramonium sollte erst durch die Erfahrungen von Jacques Joseph Moreau de Tours Jahre später wieder Eingang in die wissenschaftliche Debatte finden.[65] Digitalis betrachtete Guislain als eine bedeutsame Erweiterung des therapeutischen Repertoires bei Melancholie ohne Delirium. Er habe wiederholte Versuche damit gemacht und gefunden, dass es unter den „Narkotika" mit die größte Erfolgschance böte. „J´ai répété leurs expériences et trouvé que, parmi les narcotiques, ce moyen est un de ceux qui fournissent le plus de *chances de succès*."[66] Es ist bemerkenswert, dass Guislain sich der Wendung „le plus de chances de succès" bediente. Sie deutet darauf hin, dass er Digitalis nicht als „Spezifikum" verstanden wissen wollte. Erwartet wurde jedoch von einem Pharmakon im Rahmen der Anwendung, die zahlreiche unerwünschte Wirkungen, Unsicherheitsfaktoren und Risiken implizierte, auch eine erwünschte, wesentliche Wirkung („médication").

Fünf Jahre nach Guislains Abhandlung erschien 1838 „Des maladies mentales", die zweifellos einflussreichste Veröffentlichung von Jean Etienne Dominique Esquirol[67]. Seine Schüler hatten schon Jahre zuvor Beiträge zum Thema der Pharmakopsychiatrie publiziert. Es waren klinisch-theoretische Vorstellungen gewesen, aufgrund derer sie Lösungen im Sinne einer in die Schemata der „physiologischen Medizin" (Broussais) integrierten Psychiatrie gesucht hatten. Freilich blieben Hypothesen hinsichtlich der Wirkweisen von psychotropen Medikamenten im Organismus aus heutiger Sicht vage. Und doch hatten sie in ganz entscheidendem Maße Anregungen gegeben, dass psychologische und organische Behandlung „*ihrem Wesen nach*" auf ein „Gleiches" zielen könnte. Dies träfe dann nämlich zu, wenn die Wirkung beider therapeutischer Prinzipien darin bestünde, die materielle Substanz des Gehirns in bestimmter – heilsamer – Weise zu verändern. Hier finden sich unübersehbar frühe Ansätze, die den methodischen Dualismus der therapeutischen Empirie überwinden wollten, um zu einem ganzheitlichen klinischen Konzept zu gelangen.

Von „theoretisch-physiologischen" Diskussionen dieser Art zeigte sich Esquirol 1838 weitgehend unberührt. Er beobachtete und beschrieb aus klinisch-kasuistischer Sicht, wie die Geisteskrankheiten durch psychologische, soziale und materi-

---

[64] Guislain 1833: S. 436 „...elle augmenta chez quelques aliénés les symptômes morbides."

[65] Moreau de Tours 1841: „Mémoire sur le traitement des hallucinations, par le Datura Stramonium"

[66] Guislain 1833: S. 435: Guislain bezog sich auf die Digitalistherapie anderer Psychiater: Cox, Fanzago, Currie, Parkinson, Halleray

[67] Esquirol 1838: „Des maladies mentales considérées sous le rapport médical, hygiénique et médico-légal"

elle Faktoren beeinflusst werden konnten. Seine im Ganzen gesehen stärker psychische als organische Orientierung ist offensichtlich[68]. Doch spricht es eben für die undogmatische, klinisch-empirische Offenheit Esquirols, dass er auch *materielle* bzw. somatische Grundlagen als Ursachen und Bedingungen psychopathologischer Erscheinungen mit einbezog. Der Gebrauch von Medikamenten, die auf das *Nervensystem einwirkten*, verursache bei dazu prädisponierten Individuen Wahnerkrankungen[69]. Chemische Substanzen konnten somit bestimmte Wirkungen auf die Psyche ausüben, jedoch nur durch die Vermittlung eines Organs, des Nervensystems. Diese Auffassungen finden sich auch bei seinem Schüler Voisin[70]; nur wurden von Esquirol noch morphologische Begriffe gegenüber funktionellen, „physiologischen" bevorzugt. Als gefährliche psycho*pathogene* Stoffe führte Esquirol Quecksilber und Narkotika, darunter das Opium, an[71].

Esquirol beachtete also durchaus die Wechselwirkungen von materiellen – somatischen – und psychischen Abläufen. Ganz entschieden empfahl er die Anwendung von Pharmaka bei Epilepsie. Seine Haltung basierte auf seinen Erfahrungen über die pathogenen Wirkungen, welche materielle Substanzen ganz offensichtlich im psychischen Bereich hervorrufen konnten. Letztlich waren es die rein klinisch-praktischen Erfahrungen, die dennoch stets Zurückhaltung nahelegten. „Epilepsie" war eine jener, in die Zuständigkeit des Psychiaters fallender Krankheiten, die mit den zur Verfügung stehenden „Sedativa" und „Narkotika", durchaus klinisch-empirisch belegbar, in günstiger Weise beeinflusst werden konnten. Esquirol bezeichnete verschiedentlich die Einnahme von Kampfer, Chinarinde, Baldrian und Eisen als nützlich[72]. Diese Substanzen verdienten durchaus Aufmerksamkeit; er zögere, dasselbe von der Elektrizität und dem Galvanismus zu sagen[73]. Damit wird deutlich, wie vorurteilslos Esquirol auch abseitigere Therapieansätze, allerdings einhergehend mit klinisch-empirischer Kritik, in seine Überlegungen einbezog.

Schon bei Guislain war die Reserviertheit in der Anwendung von Opium deutlich. Esquirol teilte mit ihm diese Skepsis. Er stand ganz unter dem Eindruck der toxischen und psychopathogenen Effekte, die Opium hervorrufen konnte. Solche Wirkungen erklären sich in der Tat leicht, betrachtet man die Art, wie es üblicherweise angewandt wurde. Matheo José Bonaventure Orfila, der sich vor allem toxikologischen und gerichtsmedizinischen Fragen widmete, beschrieb 1836 die Situation. Opium sei eine Substanz, die man oft in der Medizin anwende. In kleinen Mengen

---

[68] Ey 1948: S. 34: Er stellte bei Esquirol eine Betonung der psychologischen Komponente fest.

[69] Esquirol 1838: S. 75: „L´abus, l´usage même des médicaments qui agissent fortement sur le système nerveux ont aussi causé la folie, chez des individus qui d´ailleurs y étaient prédisposés."

[70] Voisin 1826: S. 391

[71] Esquirol 1838: S. 75

[72] Esquirol 1838: S. 327

[73] Esquirol 1838: S. 328: „... ces divers essais méritent bien l´attention des observateurs, j´hésite à en dire autant de l´électricité et du galvanisme."

betrachte man es allgemein als starkes Narkotikum. In hoher Dosierung dagegen wirke es sowohl narkotisch wie auch exzitierend. In der Psychiatrie finde Opium bei zahlreichen nervösen und spasmodischen Leiden wie Epilepsie, Hysterie und Tetanus Verwendung. Man beginne die Behandlung mit einem Gran[74] und erhöhe die Dosen fortlaufend[75] Bei einem solchen Vorgehen dürfte man freilich nur zu oft in toxische Bereiche und auch in Sucht und Abhängigkeit geraten sein. Unter diesem Aspekt wird begreiflich, dass Esquirol bezüglich eines solchen Verfahrens das Risiko zu groß erschien.

Wie extrem im Übrigen die Meinungen in der Einschätzung des Opium divergierten, veranschaulicht der zu Esquirols Skepsis auffallend kontrastierende Standpunkt von Charles Polydore Forget. In demselben Jahr nämlich, in welchem Esquirol den therapeutischen Wert des Opium als zumindest sehr problematisch charakterisiert hatte, gab ihm Forget das Prädikat eines „remède par excellence“[76] bei „Delirium tremens“. Die Behandlung des Deliriums tremens mit Opium war bereits von Pierre Rayer (1819) propagiert worden.[77] Guislain übernahm den Behandlungsansatz trotz sonst skeptischer Beurteilung des Opium in seine Veröffentlichung (1833).[78] Forget, den man als Opiumspezialisten bezeichnen darf – er publizierte später noch eine Abhandlung über die Klinik des Opium[79] - dürfte in der Folge einige Psychiater veranlasst haben, sich diesem Thema zuzuwenden. W. Alfred Szerlecki entwickelte klinisch eine neue Verfahrensweise (1839). Seine Erfahrung habe ihn gelehrt, dass die beste Art der Anwendung jene sei, die progressiv zu immer höheren Dosen führe – „à haute dose progressivement“ – .Szerlecki benutzte Laudanum-Lösung nach Sydenham. Die initiale Dosis bestand aus vier Tropfen. Nach zwei Stunden wurden 8 Tropfen, danach 16 Tropfen und schließlich zweistündlich 40 Tropfen gegeben bis der Patient einschlief.[80] Ebenso wie bei Forget, der den Schlaf als Lösung der Krankheit – „solution de la maladie“[81] – bezeichnet hatte, scheint dieser Effekt jedoch auch hier das wesentliche therapeutische Moment zu sein. Es bleibt so unklar, warum Opium trotzdem als „beinahe spezifisches„ Heilmittel bezeichnet wurde. Aristide Padioleau ging sogar noch einen Schritt weiter mit der Feststellung, dass Opium an der Ursache des Delirium ansetze – „L´opium s´adresse à la cause formelle du délire“[82] -. Damit wäre allerdings

---

[74] 1 Gran = 0,06 g

[75] Orfila 1836: S. 195-196: „... on commence par en donner un grain et on augmente progressivement la dose.“

[76] Forget 1838: S. 87

[77] Rayer 1819: S. 32

[78] Guislain 1833: S. 436: Er spricht von der „manie des ivrognes“. Vgl.: Auch bei Trousseau et Pidoux (1836) S. 151 wird die Opiumtherapie des Delirium tremens erwähnt.

[79] Forget 1855

[80] Szerlecki 1839: S. 176

[81] Forget 1838: S. 83

[82] Padioleau 1840: S. 351

das Ideal dessen, was man von einem medikamentösen Spezifikum erwartete, doch erreicht gewesen.

Darf man bei Pinel als wesentlichstes Element, das er der Pharmakopsychiatrie zu geben hatte, die Methode der freilich noch kasuistisch orientierten, empirisch-klinischen Prüfung nennen, so sollte für den Zeitraum nach ihm bis zu der epochemachenden Veröffentlichung von Jacques Joseph Moreau de Tours im Jahre 1845 ein Dreifaches festgehalten werden. Erstens war die Pharmakopöe seit Pinel, sieht man etwa von Digitalis ab (Guislain)[83], im Wesentlichen unverändert geblieben[84]. Zweitens hatte das Opium seinen Platz als das meist diskutierte Medikament innerhalb der Psychiatrie behauptet und zuletzt in der Suche nach einem Spezifikum des Deliriums tremens einen gewissen Höhepunkt seiner Anwendunghäufigkeit erreicht. Zum dritten hatten theoretische Überlegungen, welche auf dem Boden materialistischer Anschauungen gewachsen waren, die empirisch gefundenen Ergebnisse zu ergänzen gesucht. Sie wollten als Synthese von beiden sowohl die seelische wie die somatische Behandlung sinnvoll begründen. Im Zeichen der Aufklärung, insbesondere seit der französischen Revolution, kam es zwar zum einen unter bemerkenswertem humanitärem Engagement zu einer überzeugenden Liberalisierung der institutionellen Psychiatrie, zur „Befreiung" des Geisteskranken von den Fesseln (Pinel; s. Cover), zum anderen ging dies aber einher mit einem reduktionistischen Wissenschaftsverständnis, das in der *Objektivierung von Symptomen* bzw. Merkmalen die *alleinige* Voraussetzung der Erfassung von Regelwerken der Wirksamkeit therapeutischer Eingriffe anerkannte.

Dieses führte zu einer verschärften Polarisierung zwischen Somatikern und Psychikern und unter objektivistischer Positionierung zu laufenden Auseinandersetzungen um die angemessenen Krankheitskonzepte, Erkenntnismethoden und therapeutischen Ansätze. Dahinter stand und steht bis heute eine weitere viel grundlegendere Frage, diejenige nach der Relevanz von Subjektivität und Objektivität für die seelisch erkrankte Person, also die Frage nach der Bedeutung des Subjektes, und diejenige nach der Objektivität, der adäquaten Erfassung des Objektes, der Krankheit, des Gegenstandsbereiches der Psychopathologie.

[83] Diskutiert wurde auch Datura stramonium. Vgl. Guislain 1833: S. 436; Moreau de Tours 1841: S. 24

[84] Belhomme 1845: S. 9-10

II. Die psychopathologisch fundierte Krankheitslehre als Voraussetzung pharmakopsychiatrischer Erfahrungsbildung

Die Herausbildung der psychopathologischen Dichotomie kognitiver versus affektiver und produktiver versus chronischer Symptombildungen

Die Krankheitslehre, basierend auf psychopathologischer und klinischer Verlaufsforschung und Erfahrungsbildung, gewann zunehmende und auch grundsätzliche Bedeutung als Bezugsrahmen bzw. als Voraussetzung von psychischen Merkmalsdefinitionen, die die objektivierende Wirksamkeitsforschung von psychologischen und medikamentösen Therapieansätzen dringend einforderte. Dabei ist die historische Entwicklung der psychopathologischen Konzeptionen nicht ganz so verschlungen, wie im Blick auf ihre imponierende Vielzahl vermutet werden könnte. Vielmehr zeichnete sich hinsichtlich der sich klinisch stellenden psychopathologischen Grundfragen und insbesondere hinsichtlich der späteren Schizophrenielehre bzw. Erforschung der Psychosen unter Einbeziehung des manisch-depressiven Formkreises, bereits im 19. Jahrhundert eine begrenzte Zahl von Lösungsmöglichkeiten ab, die bis heute von Bedeutung geblieben sind. Wo eine fruchtbare Weiterentwicklung innerhalb der klinischen Tradition festzustellen war, vollzog sich diese in immer erneutem Austausch von empirisch aufgeworfenen Fragen und theoretischen Lösungsangeboten und umgekehrt von theoretischen Problemstellungen und deren empirischer Bearbeitung (Tab. 1).

Bemerkenswert ist, dass die *Abfolge* bzw. der Verlauf der Zustandsbilder ganz unterschiedlicher psychopathologischer Ausprägung und deren möglicher Zusammenhang im Sinne einer dahinterstehenden einheitlichen Krankheit zu Beginn der neuzeitlichen wissenschaftlichen Psychiatrie im 19. Jahrhundert noch nicht problematisiert wurde. Vielmehr äußerte Pinel (1801), dass die Geisteskrankheiten entsprechend ihrer *zustandsbildlichen* Ausprägung jeweils entsprechend unterschiedlich zu klassifizieren seien. Durch diese psychopathologisch weit aufgefächerte, zustandsbildliche Betrachtungsweise kam es noch nicht zu der später für die nosologische Zusammenhangsfrage theoretisch so entscheidenden und herausfordernden Polarität von produktiv-psychotischen und Insuffizienz-Syndromen. Erst von Esquirol (1838) wurde, fußend auf der zunehmenden Kenntnis von längeren Verläufen, als Erfordernis erkannt, auch ganz unterschiedliche psychopathologische Bilder zu Krankheitseinheiten zusammenzufügen. Mit dem Gedanken eines Nosos, der wechselnde Syndrome umfassen konnte, erwuchs die psychopathologische und theoretische Frage nach der zugrundeliegenden Gemeinsamkeit, die die Einheit begründen könne. Esquirol sah diese Verklammerung in dem Bereich kognitiver Störungen, so den gemeinsamen Alterationen der Wahrnehmung, der Aufmerksamkeit und der Verstandestätigkeit. Aktuellen kognitionspsychologischen Überlegungen nahekommend, äußerte Esquirol u.a.: „Viele derselben (der Geisteskranken) lesen nicht, weil die Buchstaben ihnen untereinander herumzuspringen scheinen, so dass sie dieselben nicht ordnen können, um Silben und Wörter aus ihnen zu bilden." In den unterschiedlichen Syndromen sah Esquirol jeweils Modifikationen von Aufmerksamkeitsstörungen, bei der Manie Ausweitung, bei Wahnkranken Einengung, bei Abbausyndromen Minderung der Aufmerksamkeit. Esquirol stellte sich somit den sich aus der klinischen Empirie ergebenden Fragen in ganz bestimmter Weise, indem er nämlich nach einem die Einheit psychopathologisch heterogener Bestände begründenden Störungskontinuum fragte (Tab. 1).

	Klinisch	Theoretisch
Pinel (1801)	*Zustandsbildliche* Krankheitsvorstellungen	Diskontinuierliche Zustandsbilder entsprechen jeweils eigenständigen Krankheitsformen
Esquirol (1838)	*Verlaufsorientierte* Krankheitsvorstellungen	Kontinuum: begründet mit durchgängigen *kognitiven* Störungen
Griesinger (1845)	*Verlaufsorientierte* Krankheitsformen	Stadien: begründet auf unterschiedlicher Symptomakzentuierung: affektive versus kognitive Störungen
Kahlbaum (1863)	Krankheitseinheit als *Zustands- Verlaufs-* Gestalt	Kontinuum: Jedoch zu unterscheiden partielle und totale Psychosen (Verlaufstypologische Aufteilung als Konsequenz)
Kraepelin (1899)	Krankheitseinheit als *Zustands- Verlaufs-* Gestalt	Kontinuum: Kognitive und affektive Störungen sind Ausdruck derselben „Zentralen Störung" (Grundstörung)
Bleuler (1911)	Krankheitseinheit gekennzeichnet durch „Primäre Symptome"	Kontinuum: Kontinuierlich vorhandene „Primäre Symptome" entspringen dem Krankheitsprozess

Tab. 1. Zustandsbildliche und verlaufsorientierte Krankheitsvorstellungen: Klinisch-theoretische Zusammenhangsfragen und historische Lösungsansätze[85]

Gegenüber der bei Esquirol deutlich hervortretenden Intention, Kontinuitäten zu beachten, betonte Griesinger[86] den Aspekt einer kategorialen Trennung von Verlaufsabschnitten. Als Kriterium hierfür wurden die zugrundeliegend gedachten psychologischen bzw. psychopathologischen Störungsbereiche herangezogen. Es

[85] Kick 1991: S. 4

[86] Griesinger 1845

wurde ein primäres, mit affektiver Bewegung einhergehendes, fakultativ reversibles Stadium von dem Verlaufsabschnitt sekundärer Schwächezustände unterschieden. Letztere seien durch die Schwäche aller psychischen Reaktionen, insbesondere durch kognitive Störungen gekennzeichnet, die auch nach Abklingen der akuten affektiven Bewegung fortbestünden. Griesinger schrieb[87]: „Wir begreifen unter diesem Abschnitt eine Reihe krankhafter Seelenzustände, welche bei großer Verschiedenheit im Einzelnen, doch zusammen eine natürliche Gruppe bilden. Schon dadurch stehen sie sich alle sehr nahe, dass sie (mit wenigen, bald zu bezeichnenden Ausnahmen) kein primäres, sondern ein consecutives Irresein bilden, dass sie als Reste und Residuen der bisher betrachteten Formen, wenn diese nicht geheilt werden, zurückbleiben. Ferner dadurch, dass hier das psychische Grundleiden nicht mehr, wie in der Schwermuth und Manie, in herrschenden Affecten beruht, welche secundär das richtige Vorstellen beeinträchtigen, sondern die Störung der Intelligenz an sich selbst, bei zurückgetretenen oder ganz abwesenden Affecten die Grundanomalie bilden.“ Ohne Zweifel zog Griesinger somit für seine später so genannte Stadienlehre neben der Dichotomie von vorhandener bzw. fehlender affektiver Bewegung die Dichotomie von Affektivität und Kognition als Einteilungsgrund heran.

Beim Versuch einer Synthese der bis dahin erfassten, heterogenen psychopathologischen Zustandsbilder zu einer umfassenden Krankheitseinheit, zeigten sich, seit die Problemlage in der Nach-Pinelschen-Aera klinisch aktuell wurde, unter Berücksichtigung der klinisch-nosologischen Grundprämissen zwei grundsätzliche theoretische Lösungsmöglichkeiten. Entweder war trotz der Heterogenität der psychopathologischen Phänomene gleichwohl ein dahinterstehendes somatisches Kontinuum zu hypostasieren, eine Auffassung wie sie von Esquirol vertreten wurde, oder aber es war eine kategoriale – somatisch definierte – Grenze im Verlauf anzuerkennen bzw. anzunehmen, wobei es dann nahelag, diese Stadien, den Überlegungen Griesingers folgend, mit qualitativen Sprüngen im psychopathologischen Bereich zu identifizieren. Innerhalb eines hypostasierten Krankheitsmodells, das als Kontinuum gesehen wurde, musste die Frage nach der zugrundeliegenden durchgängigen Störung beantwortet und danach der im Verlauf auftretende qualitative Sprung im Bereich der psychopathologischen Bestände erklärt werden. In den Stadienmodellen dagegen wurden hinsichtlich der unterschiedlichen psychopathologischen Bestände von vorneherein unterschiedliche somatische Störungen angenommen.

Die weitere Entwicklung ging dahin, die in den primären Stadien im Sinne von Griesinger enthaltenen heterogenen psychopathologischen Bestände zu differenzieren in solche, die einem affektiven Syndrom im engeren Sinne mit phasischem

[87] Griesinger (1845) 1876: S. 322-323

bzw. zirkulärem Verlauf zuzuordnen waren[88], und solchen, die zu einem chronischen Verlauf tendierten. Für weitere Überlegungen wegweisend war hier die Beschreibung einer „primären Form der Seelenstörung“[89], die die stadienartige Einteilung in primäre und sekundäre Seelenstörungen von Griesinger in Frage stellte und die auf die bereits initial vorkommenden und ohne affektive Bewegung einhergehenden paranoiden Bestände aufmerksam machte. Letztere seien, wenn bereits zu Beginn der Erkrankung vorhanden, Vorzeichen drohender Chronifizierung. Angesprochen waren hier „rein“ paranoid-halluzinatorische Syndrome, die nunmehr in Kontrast gesetzt werden konnten zu Psychosen, die mit phasischen bzw. zirkulären Antriebs-Stimmungs-Verschiebungen mit oder ohne paranoid-halluzinatorische Symptombeimengung einhergingen. Mit dieser Differenzierung zeichnete sich eine doppelte Dichotomie der psychopathologischen Bestände ab, zum einen diejenige von affektiven versus kognitiven Störungen und zum anderen diejenige von produktiven versus nichtproduktiven bzw. chronischen Symptomen. Auch die chronischen Insuffizienzsyndrome enthielten grundsätzlich kognitive und affektive Störungskomponenten, aber eben keine affektive Bewegung, wie sie für die akuten Erkrankungen kennzeichnend waren. Die so sich darstellende psychopathologische Problemlage war durch das Stadienkonzept von Griesinger nicht mehr befriedigend aufzufangen, je deutlicher es wurde, dass sich schon in relativ frühen Abschnitten der Erkrankung durch die jeweilige psychopathologische Akzentuierung unterschiedliche Verlaufstendenzen abzeichneten.

Die Anfänge der Grundstörungsdiskussion

Kraepelin nahm den Gedanken klinischer Krankheitseinheiten, die sich auf Zustand *und* Verlauf bezogen, (s. Tab. 1) unter einem empirischen Gesichtswinkel auf und hob dieselben bekanntlich in nosologischen Rang. Dem späteren Kraepelin war die damit verbundene Schwierigkeit durchaus bewusst[90]. Doch führte der Ansatz zunächst zu einer vollständigen Neuordnung der bis dahin erfassten psychopathologischen Bestände. Ab der 4. Auflage des Kraepelinschen Lehrbuches[91] entfielen die sekundären Schwächezustände sensu Griesinger. Sie wurden in ihrem psychopathologischen Kern von der neuen Krankheitseinheit, der Dementia praecox, aufgenommen, die demnach psychopathologisch heterogene, teilweise der Vesania typica circularis[92] entstammende, jedenfalls sowohl von affektiver Bewegung getragene wie auch defiziente Symptomatik enthielt. Daraus ergab sich für Kraepelin klinisch wie theoretisch das Problem, nach dem psychopathologisch Einheitlichen

88 Falret 1851; Baillarger 1854

89 Snell 1865

90 Kick 1981 a, b

91 Kraepelinsches Lehrbuch 1893

92 Kahlbaum 1863

zu fragen, das die Erkrankung der Dementia praecox von Beginn bis hin zur „Demenz“ kennzeichne. Kraepelin sah in der Tat von den Initialstadien, die mit oder ohne affektive Bewegung einhergehen konnten, bis zu den Endstadien der Dementia praecox psychopathologisch Durchgängiges: „Die Mannigfaltigkeit der Zustandsbilder, die wir im Verlauf der Dementia praecox beobachteten, ist eine sehr große, so dass für die oberflächliche Betrachtung die innere Zusammengehörigkeit nur schwer erkennbar ist. Dennoch begegnen uns gewisse Grundstörungen in mehr oder weniger ausgeprägter Form überall wieder, am reinsten allerdings in Endstadien, in denen die mehr zufälligen und vorübergehenden Begleiterscheinungen des Krankheitsvorganges hinter den dauernden und gekennzeichnenden Veränderungen des Seelenlebens zurückgetreten sind.“ „Die Schwächung des Urteils der geistigen Regsamkeit und der schöpferischen Fähigkeiten, die Abstumpfung der gemütlichen Anteilnahme und der Verlust der Tatkraft, endlich die Lockerung der inneren Einheitlichkeit des Seelenlebens“ seien Ausdruck ein und derselben „ganz zentralen Störung“[93]. Damit finden sich hier bereits die Wurzeln der Grundstörungsdiskussion einer späteren Zeit. Rein psychopathologisch sah Kraepelin das Einheitliche sowohl in kognitiven wie affektiven Insuffizienzsymptomen, der „Schwächung des Urteils, der gemütlichen Anteilnahme, dem Verlust der Tatkraft sowie der Lockerung der inneren Einheitlichkeit“.

E. Bleuler[94] steht im Schnittpunkt prinzipieller, theoretischer Entwicklungslinien. Durch die doppelte Unterscheidung zum einen auf der klinischen Ebene zwischen spezifischen und als obligatorisch angesehenen Grundsymptomen (Störung der Assoziation, der Affektivität sowie Autismus) und akzessorischen Symptomen (Sinnestäuschungen, Wahn, katatone Symptome u.a.) und zum anderen der theoretischen Unterscheidung zwischen primären, direkt dem Krankheitsprozess entspringenden, und sekundären, darauf aufbauenden Symptomen waren die begrifflichen Voraussetzungen für eine getrennte Betrachtung diagnostischer und krankheitstheoretischer Ansätze geschaffen. Bleuler gelang überdies eine Synthese, die die doppelte Dichotomie von Grundsymptomen und akzessorischen Symptomen sowie affektiven und kognitiven Störungen umgriff. Die psychopathologisch fassbaren Assoziationsstörungen wurden als – auf eine Grundstörung rückführbare – primäre Symptome angesehen, die affektive Störungen und in der weiteren Folge komplexere Symptome nach sich zögen. Umstritten blieb indessen – und hier zeichneten sich die Entwicklungslinien künftiger Auseinandersetzungen ab – zum einen der Charakter der Grundstörung selbst, zum anderen die Frage der Spezifität der Grundsymptome und schließlich das Problem, welche Symptome als Grundsymptome aufzufassen seien.

---

[93] Kraepelin 1899, II. S. 138

[94] Bleuler 1911

Anknüpfend an die von E. Bleuler vertretene Unterscheidung in prozess-unmittelbare, primäre und in sekundäre Symptome, vertiefte I. Berze (1914) die Grundstörungsdiskussion. Neu war der dynamische Aspekt seiner Überlegungen. Die Grundstörung im Gesamtverlauf der schizophrenen Erkrankung erblickte er in einer Insuffizienz der „psychischen Aktivität“, die alle seelischen Akte umgreife, insbesondere die denk- und handlungsbezogene Intentionalität. Während Conrad (1958) und Ey (1963) in der jüngeren Zeit diesen Gedanken aufnahmen und weiter entwickelten, wurde schon früh Kritik an einem lediglich auf ein dynamisches „Hypo“ rekurrierendes theoretisches Modell geäußert, so von Gruhle (1922). Gruhle vertrat die Auffassung, dass das „Hypo“ nicht ausreiche, um alle schizophrenen Symptombereiche, also die produktive Symptomatik von Wahn- und Sinnestäuschungen einerseits und Insuffizienzsymptomatik andererseits adäquat zu interpretieren. Zusätzlich müssten, ähnlich wie innerhalb des manisch-depressiven Formenkreises, „Hyperphasen“ unterschieden werden.

Mit der psychopathologisch subtilen, auf breit angelegter klinischer Erfahrung basierenden Eingrenzung von Zustandsbildern und Verläufen wurden, wie oben gezeigt werden konnte, die Voraussetzungen objektivierender Erfassung von psychischen Krankheiten offensichtlich wesentlich verbessert. Freilich war ein objektivistisch zu nennendes Selbstmissverständnis seitens der prominenten psychopathologischen Forscher und Psychiater des 19. Jahrhunderts nicht vermieden worden. Gegenbewegungen allerdings, nämlich durch eine Beachtung des Subjektes und des Subjektiven des Patienten zu einer Erweiterung der Sichtweise zu gelangen, gab es meist außerhalb der großen psychiatrischen Hospitäler als Relativierung und auch als subjektivistische Vereinseitigung das ganze 19. Jahrhundert hindurch (s. Abb. 1). Es war eine langwierige Entwicklung notwendig, die weit ins 20. Jahrhundert hineinverlief, ehe sich ein, allerdings stets gefährdeter Ausgleich abzeichnete, der weiterhin eine grundsätzliche Herausforderung bleiben sollte.

III. Moreau de Tours: Das psychologische Experiment

Theoretische und praktische Voraussetzungen: Die Entdeckung des Subjektes

Jacques Joseph Moreau de Tours wird in modernen pharmakopsychiatrischen Darstellungen oft an den Beginn eines neuen Zeitabschnittes, der Ära der Narkoanalyse, gestellt. Moreau de Tours gehörte zum Kreis der Schüler von Esquirol[95], die sich vor dem Hintergrund und unter dem Einfluss materialistischer Strömungen um eine Aufdeckung und Erklärung psychoorganischer Wechselbeziehungen bemüht hatten. Seine Dissertation aus dem Jahre 1830 erinnert im Titel „De l´Influence du Physique relativement au désordre des facultés intellectuelles“ an Cabanis´ „Du physique et du moral“. Ausgehend von der Tatsache, dass seelische Krankheit eng mit körperlichen Störungen verknüpft sei – „les phénomènes de la folie se lient étroitement à des désordres physiques“[96] –, kam Moreau de Tours zu der Folgerung, dass auch das Wesen der Geisteskrankheit selbst organischer Natur sein müsse. Zwischen einem Schwindsüchtigen und einem von Wahnsinn Befallenen bestehe kein Unterschied außer dem des betroffenen Organs[97]. Damit war auch bei Moreau de Tours ähnlich wie bei Falret und Voisin, dessen „médecin adjoint“ er ab 1840 an der Klinik Bicêtre wurde[98], eine wichtige Entscheidung gefallen: denn psychisches Leiden als Ausdruck eines *organischen Prozesses* musste durch Pharmaka beeinflussbar sein. Es konnte sich nun „nur“ darum handeln, *Spezifika* zu finden, Stoffe also, welche die Ursache „heilten“.

Moreau de Tours trat im Jahre 1840 mit einer Publikation an die Öffentlichkeit, die sich mit einer bisher noch wenig untersuchten Substanz beschäftigte, dem Datura stramonium[99]. Moreau de Tours berichtete über seine vielversprechenden Erfolge bei der Behandlung von Halluzinationen. Die Medikation scheine in der Tat auf die *zerebralen Veränderungen* zu wirken, von welcher die *Halluzinationen und Illusionen der Ausdruck* seien[100]. Diese für Interpretationen einen gewiss reichlichen Spielraum lassende Begrifflichkeit („expression“) wurde als strenge Ursache-Wirkung-Beziehung präzisiert. Die kausale Verknüpfung zwischen psychologischem und organischem Geschehen wollte Moreau de Tours, wie er selbst vermerkte, als

---

[95] Von 1830 bis 1832 war Moreau de Tours „Interne“ bei Esquirol in Charenton

[96] Moreau de Tours 1830: S. 22

[97] Moreau de Tours 1830: S. 9

[98] Später arbeitete Moreau de Tours (bis 1884) an der Salpêtrière und leitete zusammen mit Jules Baillarger und Louis Victor Marcé die von Esquirol gegründete Privatanstalt in Ivry.

[99] Vgl. Guislain 1836. Er hatte Datura stramonium abgelehnt.

[100] Moreau de Tours 1840: S. 680: „En effet la médication paraît s´adresser directement à la modification cérébrale, dont les phénomènes si remarquables des hallucinations et des illusions sont l´expression, ..., ou pour m´exprimer plus rigoureusement, sont le produit intellectuel.“

„Materialisation" des geistigen Aktes verstanden wissen[101]. Die Richtung des psychiatrischen Behandlungskonzeptes war damit gewiesen und theoretisch begründet: Sie zielte auf die Erforschung von Pharmaka, welche ihre Wirkung – als materielle Substanzen – im organischen Bereich entfalteten.

Bis hierher hatte Moreau de Tours bereits zwei für seine künftige Konzeption zentrale Anschauungen formuliert: den Gedanken des *Spezifikums* und dessen Interpretation durch das Konzept der „Materialisation". Weitere entscheidende Anregungen sollten sich diesen hinzufügen. Aus einer mehr beiläufigen Notiz[102] geht hervor, dass Moreau de Tours Haschisch bereits kannte, bevor Louis Rémy Aubert-Roche im Jahre 1843 seinen Bericht über die Behandlung der Pest veröffentlichte. Wie Moreau de Tours jedoch später selbst zugab[103], wandte sich durch diese Publikation zum ersten Mal die Aufmerksamkeit einer etwas breiteren Öffentlichkeit den ungewöhnlichen psychischen Effekten des Haschisch zu. Alles spricht dafür, dass die Schilderungen von Aubert-Roche bedeutende Impulse setzten; denn von diesem Zeitpunkt an traten auch erste literarische Bearbeitungen dieses Themas auf[104]. Es verbreitete sich in Kreisen von Pariser Künstlern eine neue „Methode": Die *nach innen gewandte Beobachtung des eigenen veränderten Erlebens* unter dem Einfluss diese Wirkstoffes. Damit ist ein systematischer Zusammenhang zwischen dem charakteristischen Effekt der Substanz und den daraus sich ergebenden methodischen Anregungen offensichtlich.

Aubert Roche hatte seine Erfahrungen 1835 bei einer Pestepidemie in Alexandrien gesammelt. Er ging von der Vorstellung aus, dass die Pest eine Erkrankung des Nervensystems sei. Nachdem sich alle Mittel als erfolglos erwiesen hätten, habe er schließlich an die Anwendung einer Substanz gedacht, welche eine große Wirkung auf das Nervensystem entwickle[105]. Aubert-Roche beschrieb sehr anschaulich seine ersten Erfahrungen mit Haschisch: „Die Neugierde veranlasste mich, selbst die Aktion dieser Substanz kennenzulernen… Alles erschien mir in einem neuen Gesicht … Die seltsamsten und verschiedenartigsten Ideen kamen mir in den Sinn… Im Übrigen fühlte ich ein vollkommenes Wohlsein… Die Vergangenheit, die Gegenwart, die Zukunft existierten nicht mehr…"[106] Aubert-Roche erkannte bereits zwei wichtige Elemente der Haschischwirkung, welche später auch Moreau de Tours beschreiben sollte, die bizarren Erlebnisfolgen und die Veränderung des Zeitgefühls.

---

[101] Moreau de Tours 1841: S. 641: „matérialiser l´acte mental".

[102] Moreau de Tours 1841: Er hatte zu diesem Zeitpunkt bereits eine ausgedehnte Reise in den Orient hinter sich.

[103] Moreau de Tours 1845: S. 8

[104] Gautier 1843: 9. Dez.

[105] Aubert-Roche 1843: S. 211

[106] Aubert-Roche 1843: S. 213

Nach der Aufsehen erregenden Veröffentlichung, in der Aubert-Roche die Wirkung des Haschisch beschrieben und bekannt gemacht hatte, griff Théophile Gautier, ein prominenter Literat der Pariser Künstlerszene, das Thema auf. Um Gautiers Position zu kennzeichnen, ist zu erwähnen, dass er sich als Literaturkritiker gegen die positivistische Einstellung der Naturalisten wandte und dadurch der Entwicklung des Symbolismus Wege ebnete. Seine Selbstversuche mit Haschisch waren so weniger von medizinischem und wissenschaftlichem Interesse getragen. Sie entsprangen vielmehr dem künstlerischen Impuls, das Erleben zu erweitern und die Grenzen des in sich selbst Erlebbaren hinauszuschieben. In dem Feuilletonbeitrag, der in La Presse erschien, fand die naive Freude bezüglich der Kuriosität des Erlebten, die der Autor empfand, einen raffinierten literarischen Ausdruck[107]. Ferdinand Villard meinte 1872 in seiner Dissertation, es sei diese Publikation gewesen, die Haschisch bei Medizinern und den „gens du monde" bekannt gemacht habe[108]. Dies braucht nicht der Behauptung von Moreau de Tours zu widersprechen, von Aubert-Roche seien die entscheidenden Anregungen ausgegangen[109]. Es lassen sich beide Auffassungen ohne weiteres vereinbaren, wenn man beachtet, dass Gautier erst am Ende des Jahres 1843 publizierte. Er konnte also zeitlich sehr wohl von dem schon zuvor im Verlauf des Jahres 1843 erschienenen Werk von Aubert-Roche zu seiner Untersuchung angeregt worden sein. Sein Beitrag, der in einem verbreiteten Boulevard-Blatt erschien, hatte natürlich eine unvergleichlich stärkere Wirkung auf eine breite Leserschaft als eine wissenschaftliche Veröffentlichung. Dies entspräche der Meinung von Villard. Wie groß andererseits das Interesse war, das man in Fachkreisen einem Feuilletonbeitrag beimaß, zeigt sich darin, dass ein Bericht unter dem Titel „Description des effets du Haschisch par un feuilletoniste de La Presse"[110] noch 1843 in den Annales Médico-Psychologiques erschien, welche gerade in diesem Jahr von Moreau de Tours mitbegründet worden waren.

Es gibt Hinweise, die nahelegen, dass bereits im Jahre 1843 persönliche Kontakte zwischen Gautier und Moreau de Tours bestanden haben. Gautier sprach nämlich in einem weiteren Artikel[111], ohne einen Namen zu nennen, von „unserem Kameraden, dem Doktor", der ausgedehnte Reisen in den Orient unternommen habe und ein „entschiedener Haschischesser" – „un déterminé mangeur de hachich" – sei. Sicher ist jedoch, dass von 1845 an der Maler Fernand Boissard einen Kreis von Künstlern, unter denen sich auch Moreau de Tours befand, in seinem Luxus-appartement im Hotel Pimodan versammelte. Die Stimmung, welche hier zu herrschen pflegte, schilderte Gautier in eindrucksvoller Weise[112]: „Der Doktor[113] stand in der

---

[107] Gautier 1843: In La Presse vom 9. Dez. 1843

[108] Villard 1872: S. 2

[109] Moreau de Tours 1845: S. 8

[110] Gautier 1843: S. 490-493

[111] La Presse 10. Juli 1843 (?) sic; zit. nach Ruff 1966: S. 18

[112] Gautier 1846: „Le club des hachichins"

[113] Mit Sicherheit Moreau de Tours

Nähe des Buffets. Auf diesem befand sich ein Tablett mit kleinen Untertassen von japanischem Porzellan. Etwas Paste oder grüne Konfitüre[114] ... wurde ...auf jede Untertasse gelegt. Die Gestalt des Doktors strahlte vor Begeisterung"[115].

Honoré de Balzac hatte bereits 1830 in einem Artikel[116] sein Interesse für die psychischen Alterationen bekundet, wie sie sich unter dem Einfluss des Opiums manifestierten. Später beschäftigte er sich in einer längeren Abhandlung mit den Auswirkungen verschiedener Genussmittel, Zucker, Alkohol, Kaffee und Tabak[117]. In einem Brief an Madame Hanska beschrieb er die einzelnen Phasen der Haschisch-Intoxikation, welche er im Hotel Pimodan erlebt hatte[118]. Dies ist nur *ein* Beweis dafür, dass er engen Kontakt zu dem Kreise dieser Künstler pflegte. Auch Charles Baudelaire bezeugte in seinem Werk „Les paradis artificiels" ein Zusammentreffen mit Balzac im Hotel Pimodan. Baudelaire freilich stilisierte Balzac zu einem Theoretiker des Willens – „théoriciens de la volonté" -, der die Neugierde überwand und auf den angebotenen Haschisch verzichtete[119].

Unter den Briefen von Balzac findet sich ein Schreiben an Doktor Moreau[120], in welchem er sich für ein ihm zugesandtes Buch bedankte. Es handelte sich um Moreau de Tours´ berühmte Veröffentlichung „Du haschisch et de l´aliénation mentale". Balzac meinte: Das ist eine Idee, die ich auch gehabt habe, nämlich die Ursachen des Wahnsinns in den momentanen Abweichungen oder Überspanntheiten zu erforschen[121]. Baudelaire hingegen lehnte die Auffassungen von Moreau de Tours ab und machte sich darüber lustig. Letzthin habe man versucht, den Wahnsinn mit Haschisch zu heilen. Haschisch solle dabei eine „Verrücktheit" hervorrufen, die eine andere vertreibe. Derjenige, der dieses schöne *System* erfunden habe, sei nicht im geringsten Philosoph. – „Le médecin qui a inventé ce beau système n´est pas le moins du monde philosophe."[122]

Moreau de Tours verfolgte in seinem diskutierten Werk freilich andere als philosophische Absichten. Doch dürfte die scharfe Kritik von Baudelaire eher seiner ganz allgemeinen Ablehnung, die er bezüglich des Haschisch hegte, entsprungen sein. Er begründete seine Einstellung in dem Essay „Du vin et du haschisch comparés comme moyens de multiplication de l´individualité" kurz und prägnant: Wein stei-

[114] Die Zubereitungsart des Haschischs: „dawamesk"
[115] Gautier 1846: S. 522
[116] Balzac 1830: in La Caricature, 11. Nov.
[117] Balzac 1839: „Traité des excitants modernes"
[118] Balzac 1876: „A Madame Hanska" 22. Dez., 23. Dez.
[119] Baudelaire 1860: S. 69
[120] Balzac 1876: „A. M. le Docteur J. Moreau", Dez. 1845
[121] „C´est une idée que j´ai eue aussi, que celle de rechercher les causes de la folie dans celles de nos aberrations ou exaltations momentanées"
[122] Baudelaire 1851: S. 187

gert die Willenskraft, Haschisch vernichtet sie... Wein macht gut und gesellig; Haschisch isoliert[123]. Beide hätten die Eigenschaft der exzessiven poetischen Entfaltung – „le développement poétique excessif de l´homme“[124]. Diese könne jedoch beim Haschisch nur unter Preisgabe des Willens, des „kostbarsten Organs“, erkauft werden. „Mais c´est la volonté qui est attaquée, et c´est l´organe le plus précieux.“[125]

Während Gautier das Problem der Droge nur von seiner ästhetischen Seite betrachtete, zeigte es sich unter dem Zugriff von Baudelaire in seiner moralischen Natur. Bereicherung des Erlebens unter Aufgabe eines Teiles der Persönlichkeit, der Willenskraft, konnte er nicht akzeptabel finden. Überdies verstehe er auch nicht, warum je ein vernünftiger und geistiger Mensch sich künstlicher Mittel bediene, um die dichterische Glückseligkeit zu erreichen, genügten doch die Begeisterung und der Wille, um ihn in eine übernatürliche Seinsweise emporzuheben[126]. Im „Haschischclub“ hatten sich ganz verschiedene Persönlichkeiten zusammengefunden: die reinen Ästheten, diejenigen, die das Problem der Droge literarisch zum moralischen Symbol hin gestalteten und der vor allem wissenschaftlich-medizinische Gesichtspunkte im Auge behaltende Moreau de Tours. Künstlerisches Sehen und Erkennen, in ihrer Tendenz synthetisch, durften dem Wissenschaftler als Ausgangspunkt zum Versuch dienen, das Phänomen zu analysieren und systematisch zu erfassen. Das geschaffene System hinwiederum musste naturgemäß jenes künstlerische Element zur Kritik herausfordern. In der engen Wechselbeziehung zwischen künstlerischem und wissenschaftlichem Erkennen und Denken bestand die außerordentliche Fruchtbarkeit für beide Gebiete.

---

123 Baudelaire 1851: S. 186. Seiner Auffassung widersprachen in mancher Hinsicht die Erfahrungen von Gérard de Nerval, die in dem Werk „Voyage en Orient – Histoire du Calife Hakem“ niedergelegt sind (1867) S. 342: Quoiqu´ils eussent à peine passé une demi-heure l´un près de l´autre il leur semblait se connaître depuis mille ans...“ (Nerval pflegte ebenfalls Verbindungen zum Haschischclub)

124 Baudelaire 1851: S. 186

125 Baudelaire 1851: S. 186

126 Baudelaire 1851: S. 187. Der Vollständigkeit halber sei erwähnt, dass sich Baudelaire in seiner Veröffentlichung „Les paradis artificiels“ auch mit Opium beschäftigte. Es ist die Bearbeitung des englischen Werkes „Confessions of an English Opium-Eater“ von Thomas de Quincey, London 1822. Weiterer Hinweis von Baudelaire auch auf Poe, Edgar Allan: Ligeia. Bérénice.

Die Methode: „expérience personelle“ und Modellpsychose

Die empirische Methode hatte sich seit dem Wirken von Pinel im gesamten klinischen Bereich durchgesetzt. Wissenschaftliche Erkenntnis sollte ausschließlich auf der Grundlage von objektivierbarer Erfahrung gewonnen werden. Die Aufklärung von Ursache und Wirkung setzte ihrerseits eine genaue Erfassung des Gegenstandsbereichs und eine systematische Beobachtung von Einflussgrößen, die eine Analyse der *äußeren* Umstände erlaubte, voraus.

Angeregt durch die ganz neuen Erfahrungsweisen, die sich ihm selbst und seinen Künstlerfreunden unter der Einwirkung des Haschisch eröffnet hatten,[127] begann Moreau de Tours damit, das, was *in* ihm vorging, systematisch zu beobachten. Das bedeutete, dass er die anerkannte Methode der Beobachtung äußerer Bedingungen und Vorgänge auf sein inneres Erleben anwandte. Moreau de Tours nannte es „observation intérieure“. Man könne die Haschischwirkung auch an anderen beobachten. Dies sei jedoch mit viel größeren Schwierigkeiten und Irrtümern verbunden. Das *Selbstexperiment*, die Selbsterfahrung, müsse als das Kriterium der Wahrheit gelten – „l´expérience personnelle est ici le critérium de la vérité“[128] –, versicherte Moreau de Tours auf den ersten Blättern seiner berühmten Veröffentlichung „Du haschisch et de l´aliénation mentale“ (1845). Dieser Grundsatz galt trotzdem nur für *einen* Teil seines Werkes; setzte es sich doch aus zwei grundsätzlich verschiedenen Komponenten zusammen, einer empirischen, die sich auf die psychologische Analyse bezog, und einer spekulativen, auf der die therapeutischen Vorstellungen beruhten.

Moreau de Tours unternahm die Untersuchung der psychologischen Vorgänge, wie sie die Droge in ihm hervorrief, nicht um ihrer selbst willen, sondern verband sie von Anfang an mit der Absicht, die Genese psychopathologischer Zustände („pathogénie mentale“)[129] nachzuerleben, zu analysieren und sich so ihrem Verständnis zu nähern. Aufgrund dieser Tatsache scheint es durchaus berechtigt, in Moreau de Tours einen Vorläufer der modernen experimentellen Psychosenforschung (Modellpsychose) zu sehen. Allerdings sollte dabei von vornherein Beachtung finden, auf wie grundsätzlich verschiedenen Ebenen man sich das therapeutische Eingreifen des Wirkstoffes dachte. Während die *chemische Substanz* nach der Auffassung von Moreau de Tours auch das eigentliche Heilmittel sein sollte, stellt es bei der eigentlichen und erst später so benannten und erforschten Modellpsychose[130] ein

---

[127] Moreau de Tours 1845: S. 20: Er verweist hier ausdrücklich auf Gautier (1843)

[128] Moreau de Tours 1845: S. 4

[129] Moreau de Tours 1845: S. 29

[130] Vgl. Beringer 1927: S. 98: Er spricht hier hinsichtlich des Meskalinrausches von dem „Versuchsmodell einer Psychose“

Hilfsagens dar, im Selbstversuch die Erhellung bewusster oder verdrängter *psychischer* Inhalte zu erleichtern.

Moreau de Tours ordnete die Vielfalt der im Haschischrausch auftretenden psychischen Phänomene folgenden Leitbegriffen unter:

Glücksgefühl – „sentiment de bonheur“ -; Aufregung, Auflösung der Ideen – „Excitation, dissociation des idées, …“ –; Irrtum in der Zeit und im Raum –; „Erreur sur le temps et l´espace“ –; Entfaltung der Sensibilität des Gehörs durch die Musik – „Développement de la sensibilité de l´ouie avec influence de la musique“ —; Wahnideen – „Idées fixes; convictions délirantes“ –; Gemütsstörungen – „Lésions des affections“ -; Unwiderstehliche Antriebe – „Impulsions irrésistibles“ –; Illusionen und Halluzinationen – „Illusions et hallucinations“ –. Es lässt sich leicht feststellen, dass manches, was seine Freunde schon vorher künstlerisch erfasst und beschrieben hatten, hier bei Moreau de Tours mit der Zuweisung eines Ortes durch die systematisierende Betrachtung auch seine wissenschaftlich präzise Formulierung fand.

Als nächsten Schritt unterzog er die an sich selbst unter der Einwirkung der Droge gewonnenen Erkenntnisse einem *Vergleich* mit dem *wirklichen Wahnsinn*, indem er das Verhalten von Geisteskranken beobachtete und Wiedergesundete nach ihren Erinnerungen befragte. Dabei glaube er die *vollständigste Analogie* zwischen beiden Zuständen ausmachen zu können („la plus complète analogie“)[131]. „Sentiment de bonheur“ trete gleichermaßen bei gewissen Geisteskrankheiten wie bei Haschischintoxikationen auf. Ebenso verhalte es sich mit dem Zustand der „Excitation“, dem die Erregung im echten manischen Delirium entspreche[132]. Die wahnhaften Überzeugungen der Monomanie könne man in ähnlicher Weise während des Haschischrausches erleben[133]. Aus diesen Überlegungen ergab sich für Moreau de Tours die Konsequenz, dass *künstliche*, also Haschisch-induzierte und *echte Psychose* auf eine ihrem Wesen nach völlig übereinstimmende Ursache zurückzuführen seien („fait primordial“). Diese Auffassung hinwiederum bildete den Ausgangspunkt zu seiner therapeutischen Konzeption.

Eine wichtige Frage war bisher noch offen geblieben, von *welcher Natur* die gemeinsame *Ursache* der psychischen Störungen sei. Moreau de Tours beantwortete sie zeitgeistkonform mit den materialistischen Strömungen im Sinne der „Materialisation“[134]. Er konnte dabei auf theoretische Vorstellungen zurückgreifen, deren Strukturen sich bereits in den Jahren 1840 und 1841 geformt hatten und die eine streng kausale Abhängigkeit des Psychischen von bestimmten Organfunktionen für

[131] Moreau de Tours 1845: S. 51
[132] Moreau de Tours 1845: S. 68
[133] Moreau de Tours 1845: S. 92
[134] Moreau de Tours 1841

gegeben hielten. Im gleichen Sinne äußerte sich Moreau de Tours auch 1845: Wir nehmen einen funktionellen Schaden an..., der wesentlich an eine ganz materielle und molekulare, wenngleich in seiner Natur nicht fassbare Modifikation gebunden ist – „nous admettons und lésion fonctionelle... liée essentiellemeent à une modification toute matérielle et moléculaire, quoique insaisissable de sa nature“[135]. Man müsse also nach einem wirksamen Mittel, einem *Spezifikum*, suchen, welches imstande sei, die *„funktionelle Modification“* zu beeinflussen. Haschisch besitze diese eben durch seinen psychischen Effekt offensichtlich belegte Eigenschaft. Dadurch war dem Haschisch nach der Analyse seiner *psychologischen* Wirkung die Funktion eines Pharmakons zugefallen, das durch seine besondere *psychopathogene* (!) *Wirkung* eine andere Geisteskrankheit *„substituieren“* sollte („médication substitutive“).[136]

Angesichts der praktischen Folgerungen, die sich hieraus für die Haschisch-Therapie ergaben, drängt sich der Gedanke an die homöopathische Formel „similia similibus curantur“ auf. Bei Moreau de Tours selbst ließ sich dieser Begriff zwar nicht nachweisen; doch konnte ein von einem Mitarbeiter mit Namen Sauvet verfasster klinischer Bericht aus dem Jahre 1845 aufgefunden werden, in dem darauf hingewiesen wurde, dass Moreau de Tours die Bezeichnungen „substitutive“ und „homoeopathique“ synonym gebrauchte[137]. Alles spricht dafür, dass man im Kreise von Moreau de Tours die homöopathischen Praktiken kannte und dieser somit von dieser Seite für seine freilich auf ganz anderem theoretischen Wege erreichten Schlussfolgerungen Anregungen erfuhr. Umso wahrscheinlicher wird dies, als Samuel Friedrich Christian Hahnemann im Jahre 1835 nach Paris übersiedelte und dort bis zu seinem Tode 1843 eine glänzende Praxis mit einer großen Anhängerschaft unterhielt. Auch die Kritik, die manche zeitgenössischen Autoren an Moreau de Tours übten, er habe zu geringe Dosen benutzt[138], spräche als Argument durchaus in dieser Richtung. Es mögen vor allem Ressentiments einem Produkt romantischer Medizin gegenüber gewesen sein, die ihn zurückhielten, den Begriff zu übernehmen.

Die Überzeugung von der Richtigkeit seiner theoretischen Konstruktion hinderte Moreau de Tours nicht, den therapeutischen Erfolg in der Klinik empirisch zu prüfen. Erste Ansätze hierzu, Berichte über Behandlungserfolge bei Fällen von manischem Delirium, finden sich im Schlussteil seines Werkes. Seine selbstkritische Haltung erweist sich trotzdem darin, dass Moreau de Tours offen zugab, seine Beobachtungen seien zahlenmäßig zu gering, um endgültige Schlüsse zuzulassen[139]. Durch die Offenheit gegenüber einer klinisch-empirischen Überprüfung wurde das

---

[135] Moreau de Tours 1845: S. 397
[136] Moreau de Tours 1845: S. 404
[137] Sauvet 1845: S. 314
[138] So: Legrand du Saulle 1869. Trousseau et Pidoux 1875: S. 1155. Voisin 1875: S. 7
[139] Moreau de Tours 1845: S. 406

Werk von Moreau de Tours vor der Gefahr dogmatischer Erstarrung bewahrt, die durchaus im Spekulativen seiner Therapie angelegt war.

Die therapeutische Vorstellung der „médication substitutive" vermochte sich in der Folge nicht durchzusetzen. Nicht nur, dass Persönlichkeiten wie Baudelaire[140] sich von der naiven Anschauung distanzierten, die darin bestand, eine Psychose durch eine andere zu „vertreiben", auch die Kliniker vermissten die praktischen Erfolge des als Spezifikum gerühmten Haschisch. Ein Beleg dafür mag die Dissertation von Eduard Grimaux liefern, in der 1865 nur noch die unspezifische Wirkung auf die Stimmungslage bei nervösen Affektionen betont wurde[141]. Es sei auch Giovanni Polli genannt, der das Haschisch im gleichen Sinne als stimmungshebende Prämedikation vor einem ärztlichen Eingriff anwandte.[142]

Dagegen gingen von den *psychologischen Erkenntnissen*, die Moreau de Tours erarbeitete, bedeutende Anregungen auf die Entwicklung einer anderen Methode, der *Narkoanalyse*, aus. IhreWurzeln können in den damaligen Ansätzen gefunden und bis in die Entwicklungen der heutigen Psychiatrie verfolgt werden.

Eigenanalyse und Fremdanalyse

Jacques Joseph Moreau de Tours gilt als Vorläufer und Begründer der experimentellen Psychosenforschung, mithin der Modellpsychose[143]. Henri Baruk[144] betonte stets seine Bedeutung auch für die Entwicklung der Narkoanalyse. Vor allem kann man Baruk darin folgen, in Moreau de Tours denjenigen zu sehen, der als erster die psychologischen Wirkungen einer Droge methodisch erforscht und damit die medizinische Diskussion der „experimentellen Psychosen" eröffnet hat[145].

Allerdings untersuchte Moreau de Tours nur seine eigenen psychischen Funktionen, indem er bei sich selbst mit Hilfe des Haschisch eine experimentelle Psychose induzierte. Es gibt jedoch keinen Hinweis dahingehend, dass Moreau de Tours in der *psychologischen* Analyse als solcher der *Geisteskranken* einen therapeutischen Ansatz sah, wie Baruk meinte. („Exploration de la psychologie des malades" – „Utilisation de cette méthode à des fins thérapeutiques"[146]). Letzteres erst hätte den Zielen der Narkoanalyse entsprochen, als deren Begründer er Moreau de Tours sehen wollte. Eine solche Anwendung stände aber in Widerspruch zur theoretischen

[140] Baudelaire 1851: S. 187
[141] Grimaux 1865: S. 52
[142] Polli 1870: S. 69
[143] So auch Delay 1956
[144] Baruk 1959: S. 1455-1456
[145] Laignel - Lavastine 1949: Tome 3, S. 315. Dies entspricht auch dem Urteil von J. Vie
[146] Baruk 1959: S. 1456

Grundlage seines therapeutischen Ansatzes, wie diesen Moreau de Tours (1845) dargelegt hat. Dieser beruhte auf der Parallelität, einer Analogie, wie sie zwischen künstlicher und „echter“ Psychose festgestellt wurde. Daraus wiederum ergaben sich die theoretischen Folgerungen und deren Umsetzung in die Praxis als „médication substitutive“. Ein kathartisches Verfahren war in diesem System überflüssig: der eigentliche therapeutische Effekt sollte sich nicht auf psychologischer Ebene, sondern im materiellen Bereich entfalten. Die psychologisch-empirische Untersuchung des psychoseninduzierenden bzw. halluzinogenen Effektes war nur der *Test für die Wirksamkeit auf seelisches Geschehen.*

Die Wende, die die Entwicklung der Eigenanalyse (Modellpsychose) zur Fremdanalyse (Narkoanalyse) darstellt, sowie die grundlegenden Unterschiede zwischen beiden Verfahren hinsichtlich ihrer therapeutischen Konzeption können kaum zu kontrastreich gezeichnet werden. Die Eigenanalyse hatte nur in Verbindung mit materialistisch spekulativen Gedankengängen die Form und Konsequenz einer bestimmten Therapie angenommen. Die Fremdanalyse hingegen betrachtete als ihr unmittelbares Ziel, psychologische Zusammenhänge beim Geisteskranken unter dem lytischen Einfluss eines Narkotikums aufzuklären und der Therapie zugänglich zu machen. Bei jener übernahm die chemische Substanz die Funktion einer „materiellen“, in die kausalen Abläufe eingreifenden Therapie, bei der Narkoanalyse hatte sie rein auxiliären Charakter.

	Eigenanalyse	Fremdanalyse
Basismethode Ziel der Erfassung:	psychologisch-empirisch: Erleben: subjektive Befindlichkeit	psychologisch-empirisch: psychopathologischer Befund
Theorie und weiterführende Methode	rational-spekulativ	rational-empirisch
Therapeutische Konzeption	organisch-materiell begründete Hypothesen	Psychologisch begründete Hypothesen
Therapeutische Praxis	Pharmakotherapie. Moreau de Tours 1845	Psychotherapie, Narkoanalyse, Modellpsychose. Lewin 1886

Tab. 2: Eigenanalyse und Fremdanalyse: Die Beziehungen zu ihren therapeutischen Konzeptionen am Beispiel des Haschisch: Moreau de Tours 1845

Obwohl Eigenanalyse und Fremdanalyse ganz unterschiedliche Vorstellungen zugrunde lagen, bestand das gemeinsame doch darin, dass sie sich beide mit *psychischen* Vorgängen beschäftigten, wie sie sich unter dem Einfluss einer chemischen Substanz ergaben. So vermochte die Eigenanalyse, als psychologisches Verfahren, die Entwicklung der Fremdanalyse einzuleiten. Wegbereiter dieser Entwicklung, die zur Narkoanalyse überleitete, waren die gerade jetzt – in den letzten Jahren vor der Jahrhundertmitte – sich zunehmend verbreitenden Narkotika, Äther und Chloroform.

Als Mittel origineller Unterhaltung und Belustigung waren Äther und Lachgas bereits in den ersten Jahrzehnten des 19. Jahrhunderts bekannt geworden. Sie bildeten Anlass und Mittelpunkt vergnüglicher Zusammenkünfte überwiegend von Snobs vor allem in England und Amerika („Aether Parties"). Im Gegensatz zum Pariser Club der „Hachichins", in dem die Art der Drogenanwendung durch die künstlerische Atmosphäre mitgeprägt war, muss man sich jene nach Durchführung und Grundstimmung, die sie beherrschte, deutlich anspruchsloser und weniger von künstlerischem und psychiatrischem Forschungsinteresse motiviert vorstellen. Dies dürfte vor allem an der weitaus weniger differenzierten psychischen Wirkungsweise des Äthers gelegen haben. Die Rauschzustände, welche dieser hervorrief, waren viel eher geeignet, Quelle eines ausgelassenen Amüsements als geistvoller Reflexion zu sein. Gleichwohl wurden auf diese Weise nicht zu unterschätzende Erfahrungen über die psychologischen Effekte von Narkotika gesammelt.

Als Stichtag für den Eintritt des Äthers in den Bereich medizinhistorischer Betrachtungen wird gewöhnlich der 16. Oktober 1846 genannt[147]. An diesem Tag unternahm John Collins Warren auf Veranlassung von William Morton und Horace Wells die erste Operation in Äthernarkose[148]. Ein Jahr später folgte das Chloroform als Anästhetikum nach. Seine „zufällige" Entdeckung durch den englischen Gynäkologen James Young Simpson zusammen mit den Freunden und Kollegen Thomas Keith und James Mathews Duncan schilderte ein gewisser Autor Miller in einer bekannten Fachzeitschrift, wohl eher dem Zeitgeschmack entsprechend als historisch zuverlässig: Jeder schüttete etwas (Chloroform) in eine Untertasse und begann mit der Inhalation. Alle wurden auf der Stelle von einer verrückten Fröhlichkeit ergriffen; sie bekundeten in ausdrucksvoller Weise all das Glück, das sie fühlten.[149]

Interessant ist die kritische Stellungnahme zur Frage der Äther- und Chloroform-Narkose von Charles Baudelaire, wie er sie in seinem Werk „Les paradis artificiels"

---

[147] So Ackerknecht 1959: S. 153

[148] Horace Wells hatte bereits 1844 mit Hilfe des Lachgases zahnchirurgische Eingriffe unternommen.

[149] Miller 1849: S. 48

zum Ausdruck gebracht hat. Obwohl er die bewundernswerten Dienste – „admirables services" -, die diese chemischen Subtanzen geleistet hätten, für den Bereich der medizinischen Realität kaum bestreiten konnte, glaubte er in jenen doch Symbole zu erkennen, die zeichenhaft aktuelle Probleme ausdrückten. Dieselbe moralische Hinfälligkeit sei allen modernen Erfindungen eigen, die darauf abzielten, die menschliche Freiheit und den unumgänglichen Schmerz zu schmälern. „... la même flêtrissure morale s´applique à toutes les inventions modernes qui tendent à diminuer la liberté humaine et l´indispensable douleur."[150] Baudelaire fügte pathetisch das Beispiel jenes Generals an, der nach heldenhaft erworbener Verwundung unter der Narkose eines Chirurgen starb. Nicht Chloroform wäre ihm vonnöten gewesen, meinte er, sondern die auf ihn gerichteten Blicke der ganzen Armee und die Musik des Regiments. So wäre er vielleicht gerettet worden![151]

Nach der jahrelangen „außermedizinischen Erprobung" des Äthers und seiner schließlichen Anwendung als Narkosemittel erfolgten im Jahre 1847 durch den schon früher genannten Schüler von Moreau de Tours, Sauvet, eine von *psychiatrischen* Gesichtspunkten geleitete Untersuchung. Die Ergebnisse wurden unter dem Titel „De l´inhalation de l´éther et de ses effets psychologiques – Expérimentation personelle" veröffentlicht. Sauvet bemühte sich, die von Moreau de Tours bezüglich des Haschisch erarbeitete Methode des Selbstversuches[152] auf die neue Substanz zu übertragen. Bemerkenswerte Erkenntnisse, vergleichbar denen von Moreau de Tours, blieben jedoch aus naheliegenden Gründen aus.[153]

Es sollte sich hingegen in der Folge zeigen, dass die Ätherisation nur der Entwicklung eines anderen Verfahrens bedurfte, um eine weit sinnvollere Anwendung zu finden, als es innerhalb des spekulativen Gebäudes von Moreau de Tours gegeben war. Ein Dokument, das den Schritt von der Eigenanalyse hin zur Fremd- oder Narkoanalyse[154] belegt, ist der 1851 im Bulletin général de Thérapeutique erschienene Beitrag von Emile Debout. Er berichtete darin über die psychologische Exploration eines unter Ätherwirkung stehenden Kriminellen, der sich geisteskrank stellte[155]. Die Beschreibung enthält beide wesentlichen Elemente, welche die Narkoanalyse einer späteren Zeit kennzeichnen: zum einen das chemische Mittel und zum anderen die psychologische Untersuchung unter dessen Einfluss. Heute wird die forensische Indikation, „als eine Art ‚Geständniszwang' "[156], allgemein strikte

---

[150] Baudelaire 1860: S. 69

[151] Baudelaire 1860: S. 70

[152] Moreau de Tours 1845

[153] Sauvet 1847: S. 467-470

[154] Der Terminus „Narkoanalyse" tritt an dieser Stelle noch nicht auf. Manfred Bleuler (1966) S. 144 bringt die Schöpfung des Begriffes in Verbindung mit Mira (1929) und J.G. Horsley (1931)

[155] Debout 1851: S. 46-47

[156] Kolle 1961: S. 309

abgelehnt. Allerdings muss betont werden, dass auch bei Debout nichts auf einen Zwang zum Geständnis des Verbrechens als solchem hindeutet.

Hatten so die Anfänge der Narkoanalyse ihren Ausgang von einem konkreten – offenbar sehr aktuellen – diagnostischen Problem im Bereich der Gerichtsmedizin genommen, war Bénédicte Auguste Morel bemüht, die Aufmerksamkeit auch auf das therapeutische Moment zu lenken, das in der Methode angelegt war. Morel war Schüler von Jean Pierre Falret. Zu seinen Freunden zählte auch Claude Bernard. Man darf es wohl zunächst dem Einfluss von Falret zuschreiben, dass das Interesse von Morel auf die organischen Grundlagen von Geisteskrankheiten und deren medikamentöse Therapie gelenkt wurde. Die Anregungen zur Entwicklung der Degenerationshypothese, die Morel von seiten Moreau de Tours´ empfing, sind bekannt[157]. Doch auch die Versuche von Moreau de Tours hinsichtlich der „thérapie substitutive" verfolgte er sorgfältig. Interessanterweise lässt sich dies durch eine Äußerung von Morel in einem Artikel nachweisen[158]. Allerdings scheinen ihn dann schließlich doch eher die Erfolge der Fremdanalyse unter Äthereinwirkung überzeugt zu haben[159]. Er sei jedenfalls erstaunt über die diagnostischen Erkenntnisse, die die „Ätherisation" erbringe;[160] indem man die Monotonie der Geisteskranken auf diese Weise breche, befinde man sich ihnen gegenüber in einer Situation, die neue auch therapeutische Ansätze biete[161]. Morel dachte dabei daran, dass eine genauere Kenntnis der psychologischen Ursache eines seelischen Leidens zu dessen besserem Verständnis und somit zu einem wirksameren therapeutischen Vorgehen führen müsse (Narkoanalyse).

Die weitgespannten Hoffnungen, die sich mit dem Verfahren zunächst verbanden, blieben im Ganzen gesehen unerfüllt. Dahingehend äußerten sich übereinstimmend, ansonsten weit auseinanderliegende Autoren, Henri Baruk[162] und Kurt Kolle[163]. Trotzdem behielt die Narkoanalyse auch für einen beschränkten Indikationsbereich ihren Platz. Kolle zählte sie neben dem Dauerschlaf nach Klaesi zu den kombinierten Verfahren, „die mit Hilfe von chemischen Mitteln den Kranken für Psychotherapie vorbereiten"[164]. Manfred Bleuler umschrieb 1966 den Anwendungsbereich der Narkoanalyse folgendermaßen: „Der leicht dämmerige Zustand

---

[157] Ackerknecht 1957: S. 51

[158] Morel 1854: S 140: „J´ai suivi avec une constante sollicitude les efforts tentés au moyen de certains agents narcotiques pour substituer un délire à un autre."

[159] Morel 1854: S. 140

[160] Morel 1854: S. 140

[161] Morel 1854: S. 144

[162] Baruk 1959: S. 1461 – 1959: S. 1456 nannte Baruk neben Morel auch Alexandre Brierre de Boismont und Humphrey Davy – ohne Literaturangaben! -, die sich sämtlich der Ätherisation zur Druchbrechung des katatonischen Stupors bedient hätten

[163] Kolle 1961: S. 309. Im gleichen kritischen Sinne schon Kranz 1950

[164] Kolle 1961: S. 309

unter Kurznarkotika[165] in bestimmter Dosierung kann gleichzeitig wie zu *Psychokatharsis* auch zu *Suggestionen* oder als Hilfsmittel zum *Wiedererinnern* verdrängter Vorstellungsinhalte benützt werden“[166]. Immerhin eindrucksvoll fällt auch das Ergebnis eines Vergleichs der „klassischen“ Beschreibungen der Narkoanalyse von Debout und Morel mit den Ausführungen von Kolle zu diesem Thema aus: abgesehen von dem Ersatz des Äthers durch moderne Narkotika hat sich bis in Einzelheiten des Vorgehens während über hundert Jahren Geschichte der Narkoanalyse nichts geändert. „Dem Kranken wird langsam ein Kurz-Narkotikum (…) in die Vene gespritzt, nur so viel, bis das Bewusstsein eben ‚umkippt‘. Beim Erwachen aus dieser leichten Narkose sind viele Kranke sehr redselig, enthemmt und plaudern Geheimnisse aus, die sie sonst nicht preisgeben würden“.[167]

Chemische Substanzen waren somit durch ihre besondere – zufällig erkannte – psychotrope Wirkung zum Ausgangspunkt für systematische Forschungen geworden; diese setzten ihrerseits die Entwicklung geeigneter psychologischer und biologisch-somatischer Methoden voraus. So formten sich einerseits im Selbstversuch mit Haschisch bestimmte Elemente, die in der modernen Modellpsychose erneut Aktualität gewinnen sollten, andererseits förderten und ermöglichten die neu entdeckten Narkotika, so der Äther, die Herausbildung eines diagnostischen und therapeutischen Verfahrens, dessen Grundmuster in der späteren Narkoanalyse wieder zu finden ist.

---

[165] Bleuler führt an: Enallylpropylnatrium (Narconumal) und Thiomebulnatrium (Pentothalnatrium)
[166] Bleuler 1966: S. 144 (Lehrbuch)
[167] Kolle 1961: S. 309 (Lehrbuch)

IV. Das Wechselspiel physiologischen Forschens und der klinischen Empirik im Bereich der Pharmakopsychiatrie

Versuche der Objektivierung: Das physiologische Experiment

Die Erforschung des Äthers und seiner Wirkung auf psychologischer Ebene und mit psychologischen Methoden hatte im praktischen Bereich unmittelbare Erfolge gezeitigt: zum einen in der Fremdanalyse(„Narkoanalyse") für die Psychiatrie; zum andern darf aber auch das Narkoseverfahren als solches, im Rahmen der Allgemeinmedizin und Chirurgie, als ein Ergebnis empirisch-*psychologischen* Forschens und Erkennens gedeutet werden.

Das Interesse der französischen Psychiater war jedoch keineswegs auf die psychologische Ebene beschränkt. Vielmehr war parallel hierzu ihr Interesse den Grundlagen der psychischen Phänomene zugewandt, die im Organischen und damit den physiologischen Funktionen vermutet wurden. Dies geschah vor allem unter Rückgriff auf die theoretischen Konzeptbildungen, die sich im Gefolge der „physiologischen Medizin" eines Broussais gebildet hatten[168] und deren Bedeutung für die Interpretation psychopathologischer Erscheinungen schon früher deutlich geworden war[169]. Solche integrativen, d.h. die physiologischen Grundlagen mit einbeziehenden Konzepte vermochten dann auch therapeutische Ansätze plausibel zu machen, in denen Pharmaka einen selbstverständlichen Platz innehatten. Außerdem häuften sich inzwischen Veröffentlichungen, welche die Bedeutung physiologischer Vorgänge für seelisches Geschehen sichtbarer in den Vordergrund gerückt und auch experimentell gestützt hatten. Hier ist die Konzeption von Marshall Hall (1837) zu nennen, die die reflexphysiologischen Grundlagen in seine Überlegungen einbezog und die auch Wilhelm Griesinger (1845) aufgriff. Letzterer war für einige längere Studienaufenthalte in Paris gewesen und konnte aus erster Hand Anregungen seitens der „physiologischen Medizin" aufnehmen[170]. Die programmatische Erklärung von Felix Voisin lautete: Der Augenblick, meine Herren, ist gekommen, das Gehirn in die allgemeinen und ganz einfachen (physiologischen) Zweckmäßigkeiten zurückzuführen. Es ist ein Organ wie jedes andere. Wie jedes andere funktioniert es gut oder schlecht[171]. So könne man es also auch, fuhr er fort, mit Substanzen in

---

[168] Broussais 1828

[169] Vgl. Kapitel I, 2

[170] Vgl. Ackerknecht 1957: S. 61

[171] Voisin 1847: S. 86: „Le moment est venu, Messieurs, de faire rentrer le cerveau dans les lois générales et toutes simples de l´économie. C´est un organe comme un autre. Comme un autre, il fonctionne bien ou mal."

Kontakt bringen, die beruhigten oder die den Rhythmus oder die Aktion änderten.[172]

Ähnliche Forderungen hatte Voisin bereits 1826 aufgestellt[173]. Die Voraussetzungen zu einer experimentalphysiologischen Untermauerung jener Vorstellungen hatten sich jedoch inzwischen bedeutend verbessert. Die Kontroverse, die im Jahre 1847 um ein konkret formuliertes physiologisches Problem angestoßen wurde, macht dies deutlich. M. Pierre J. Flourens, Professor der vergleichenden Anatomie, behauptete, er habe experimentell festgestellt, dass Äther in *regelhafter* Weise auf die Strukturen des Nervensystems wirke. Äther beeinflusse zunächst das Groß-Gehirn („cerveau") und verwirre so die Intelligenz, dann das Kleinhirn, was die Gleichgewichtsstörung hervorrufe, als nächste Etappe das Rückenmark, wo es nacheinander die Sensibilität und Motorik beeinträchtige und schließlich das verlängerte Mark erreiche und das Leben auslösche.[174] – Jean Baptiste Maximilien Parchappe, Professor für Anatomie und Physiologie[175], wandte sich in einer Sitzung der Académie des Sciences gegen diese Feststellung von Flourens und vertrat die Auffassung, dass Äther gleichzeitig auf alle Teile des Nervensystems einwirke[176]. Er befasste sich in einer späteren Veröffentlichung ausführlich mit der Theorie der Ätherwirkung („Théorie de l´action de l´éther")[177] und machte sich hier jedoch die zuerst abgelehnte Stadieneinteilung von Flourens zu eigen.[178] Den sukzessiv auftretenden psychologischen, sensiblen und motorischen Funktionsstörungen, die unter Einwirkung des Äthers auftraten, wurden jeweils anatomische Strukturen experimentell zugeordnet. Es genüge nicht, so begründete Parchappe sein Vorgehen, die Aktion des Äthers empirisch zu studieren, um die Wirkung auf die Bedürfnisse abzustimmen und Risiken und Unannehmlichkeiten zuvorzukommen („prévenir"). Man müsse diese noch dazu interpretieren, erklären und theoretisch mit der Physiologie und Pathologie verknüpfen. „... il fallait encore l´interpréter, l´expliquer, la rattacher théoriquement à la physiologie et à la pathologie."[179] Mit „prévenir" war ein zentraler Begriff der experimentellen Naturwissenschaft gefallen. Ihr Prinzip

---

[172] Voisin 1847: S. 88: „Nous pouvons bien,..., les mettre en contact, ..., avec des substances qui les reposent et les calment ou qui en changent le rhythme et l´action..."

[173] Voisin 1826: S. 391

[174] Flourens 1847: S. 340-344

[175] Ab 1848 Generalinspekteur der französischen Irrenheilanstalten und des Gefängnis-Sanitätswesens

[176] Parchappe 1847: S. 145: „...il agit en même temps sur toutes les parties du système nerveux..."

[177] Parchappe 1848: S. 172

[178] Parchappe 1848: S. 180

[179] Parchappe 1848: S. 172

beruhte darauf, Naturgesetze zu erforschen, deren Kenntnis dazu befähigte, die damit verbundenen Phänomene zu lenken und zu beherrschen.[180] Der deutsche Psychiater C.W. Maximilian Jacobi, anerkannter Vertreter der somatischen Richtung, äußerte sich in der gleichen Nummer der Annales médico-psychologiques, damit im Wesentlichen übereinstimmend: Das Studium der Gehirnpathologie ebensowohl wie der allgemeinen Pathologie werde keinen wirklichen Fortschritt machen, bevor man nicht die *physiologischen Gesetze*[181] des gesunden Organismus kenne. Nicht nur Psychiater, sondern Chirurgen, so Etienne Frédéric Bouisson (Montpellier), beschäftigten sich in Veröffentlichungen hinsichtlich der Wirkweise der Anästhesie mit physiologischen Fragestellungen. Bonisson setzte die funktionelle Änderung („l´effet dynamique"), welche die Ätherisation bewirke, in Kontrast zum Effekt einer materiellen Läsion, wie sie bei der Vivisektion eine Rolle spiele („effet matériel et mécanique"). „... L´éther ne supprime que la fonction et altère si peu l´intégrité matérielle de l´organe, que celui-ci reprend immédiatement après toutes ses aptitudes physiologiques."[182]

Die historische Dimension vermag den Blick auf die durch ein allzu selbstverständlich hingenommenes Forschrittsdenken vielfach verstellte Tatsache zu öffnen, wie stark auch heute die Forschungssituation durch einen methodischen Reduktionismus geprägt ist. Freilich haben sich die Methoden ungeheuer verfeinert; doch an der Richtung des damals eingeschlagenen Denkpfades, Hypothesen aufzustellen und diese zu überprüfen, zu sichern und zur gültigen naturwissenschaftlichen Modellvorstellung zu erheben, oder aber sie zu verwerfen, hat sich nichts geändert. Echter Fortschritt auf lange Sicht, meinte ein bekannter Psychopharmakologe Franz von Brücke ganz im Sinne der oben angedeuteten Aspekte, könne auf diesem Gebiet nicht durch Verhaltensforschung (Ethologie), sondern nur dadurch erzielt werden, „dass man hier wie überall dem zugrundeliegenden biochemischen Sachverhalt nachspürt und sich dabei der gleichen teils elektrophysiologischen, teils biochemischen Methoden bedient, die auch sonst bei der Erforschung der Physiologie des ZNS angewendet werden."[183] Der methodische Reduktionismus hat tatsächlich wertvolle Forschritte, Einsichten in Naturprozesse und daraus sich ergebende therapeutische Möglichkeiten gebracht. Doch was ist der Preis? Diese Frage ist hier zu stellen, darüber hinaus die Frage nach einem Ansatz, der Einseitigkeiten vermeidet, um den *ganzen* Menschen in den Blick zu bekommen.

---

[180] Vgl. Bernard 1865: S. 47: „Au fond toutes les sciences raisonnent de même et visent au même but. Toutes veulent arriver à la *connaissance de la loi* des phénomènes de manière à pouvoir *prévoir*, faire varier ou maîtriser ces phénomènes."

[181] Jacobi 1844: S. 184

[182] Bouisson 1850: S. 271

[183] Von Brücke 1966: Einleitung

Das pharmakotherapeutische Problem manischer und melancholischer Krankheitsformen

Zu Anfang der fünfziger Jahre des 19. Jahrhunderts war jener Enthusiasmus, welcher naturgemäß den neuen Substanzen, vor allem Haschisch und Äther, gegolten hatte, bereits deutlich abgeklungen. Man vermied, sie als Spezifika zu bezeichnen und zog es vor, sie mit dem Prädikat „beinahe spezifisch" zu belegen. In der Folgezeit waren es vor allem zwei Medikamente, die die Diskussionen beherrschten: Opium und Kaliumbromid.

In den medizinischen Fachzeitschriften nahmen aus dem Themenkreis der pharmakologischen Behandlung geistiger Störungen zunächst die Beiträge zur Opium-Therapie den breitesten Raum ein. Kaliumbromid war zwar durch die Dissertation von Charles Huette[184] ebenfalls schon in seiner besonderen sedativen Wirkung bekannt geworden, und der englische Arzt Charles Locock hatte es bereits im Jahre 1851 zur Behandlung der Epilepsie eingesetzt; doch den Höhepunkt seiner Popularität und praktischen Bedeutung erreichte es in Frankreich erst nach 1860. Sonstige Substanzen, etwa Haschisch und Digitalis, traten in den Veröffentlichungen dagegen in den Hintergrund.

Von Anfang an war durch die Opium- und Bromtherapie ein jeweils bestimmter Kreis damals diagnostizierter Geisteskrankheiten angesprochen: während sich hinsichtlich des Opiums das therapeutische Problem hauptsächlich innerhalb der Gruppe der manischen und melancholischen Formen stellte, überwogen beim Brom weitaus die Heilversuche an „spasmodischen" Krankheitsbildern, der Epilepsie und Hysterie. Die Opiumtherapie hatte methodisch ihren Schwerpunkt im klinisch-empirischen Bereich. Das Bromkalium hingegen als chemisch überschaubare und „synthetisch" herstellbare Substanz schien die Möglichkeit zu einer wissenschaftlichen Therapie („thérapie scientifique") im Sinne von Claude Bernard zu bieten. Diese Behandlungsweise gründete sich auf physiologische Krankheitskonzeptionen, wie sie in der Reflextheorie der Epilepsie Gestalt annahmen. Darf man demzufolge in der psychiatrischen Opiumtherapie jener Jahre zu allererst ein von überlieferten Prinzipien geprägtes Element systematisch angeeigneter, *empirisch-klinischer* Forschung erblicken, so zeigt sich die Brombehandlung gleichsam als Wegbereiter künftiger, mit den Naturwissenschaften, insbesondere der Physiologie aufs engste verknüpfter Psychiatrie und Medizin.

Der in Paris praktizierende Psychiater Claude François Michea publizierte im Jahre 1853 einen mehrere Folgen umfassenden Beitrag in der Zeitschrift Gazette médicale de Paris. Er berichtete darin über seine Erfahrungen, die er durch systematische Anwendung von Opium bei Geisteskrankheiten gewonnen hatte. Jules Gabriel François Baillarger, neben Moreau de Tours der wohl bedeutendste Schüler von

---

[184] Huette 1850

Esquirol[185], schrieb dieser Arbeit später das Verdienst zu, in Frankreich erneut auf die wertvolle Heilwirkung dieses Medikaments aufmerksam gemacht zu haben. Engländer und Deutsche hätten es viel häufiger gebraucht[186]. Es erscheint sicher, dass in Frankreich während der vierziger Jahre des 19. Jahrhunderts die Hauptaufmerksamkeit vorübergehend anderen Pharmaka galt. Dafür spricht auch eine Dissertation aus dem Jahre 1856 von E. Binder, die sich mit der Opiumtherapie der Geisteskranken auseinandersetzte. Binder bezog sich hier einmal hauptsächlich auf die Veröffentlichung[187] von Joseph Guislain (1833!)[188] und zum anderen auf die Publikation des deutschen Psychiaters Friedrich Engelken.[189] Damit wird allerdings sehr wahrscheinlich, dass Michea ebenfalls gewisse Anregungen von dieser Seite erfahren hatte, obwohl er Engelken nicht erwähnte.

Michea begann seine Abhandlung mit einer Kritik an Philippe Pinel und Jean Etienne Dominique Esquirol. Beide hätten das Opium fast ignoriert, während es im 18. Jahrhundert häufig angewandt worden sei. Sodann besprach er die methodologischen Schwierigkeiten. Man müsse unterscheiden, dass ein Behandlungserfolg erstens auf Grund des normalen Verlaufs der Krankheit, zweitens infolge früherer Therapie als Spätwirkung und erst drittens als Ergebnis der aktuellen Bemühungen zustande kommen könne. Michea erwähnte, dass er das Medikament meist ohne Wissen des Kranken zur Anwendung bringe. Er habe jedes Narkotikum in steigenden Dosen (à des doses successivement croissantes“)[190] verordnet und dabei darauf geachtet, die Applikation während einer gewissen Zeit zu unterbrechen, um einige wiederholte Male darauf zurückzukommen. Die größten Erfolge habe er beim allgemeinen Delirium („délire général“) erzielt, dem Krankheitsbild der Manie, die geringsten bei Fällen von Monomanie („folie partielle“).[191]

Während Baillargers Beobachtungen über die therapeutische Wirkung des Opiums bei Manie, wie er sie in einer Publikation im Jahre 1855 niederlegte[192], mit der Beurteilung von Michea weitgehend übereinstimmte, wirft der Bericht von Engelken, der im selben Jahr in den Annales médico-psychologiques erschien, ein etwas anderes Licht auf die Art des angesprochenen Krankengutes. Die Begriffe, welche zur Umschreibung der psychopathologischen Zustandsbilder verwendet wurden,

---

185 Baillarger war „Interne“ bei Esquirol zu Charenton. Ab 1840 arbeitete er an der Salpêtrière. Außerdem leitete er zusammen mit Moreau de Tours und Louis Victor Marcé die Privatanstalt in Ivry.

186 Baillarger 1855: S. 556

187 Binder 1856: S. 2

188 Opium bei Delirium tremens: vgl. Guislain 1833: S. 436

189 Engelken 1851

190 Michea 1853: S. 47: „J´ai administré chaque narcotique à des doses successivement croissantes, en ayant soin d´en suspendre l´emploi pendant un certain temps, puis d´y revenir à trois … huit reprises séparées par des intervalles variant entre huit jours … et un mois.“

191 Michea 1853: S. 150

192 Baillarger 1855: S. 555-556

legen die Vermutung nahe, dass es sich in einem hohen Prozentsatz um „reaktiv-nervöse" und neurotische, seltener um psychotische Patienten gehandelt hat („dépression morale nerveuse", „angoisse précordiale", „insomnie", „ mélancolie hypochondriaque")[193]. Die Erfolge werden so verständlicher. Freilich ist zu beachten, dass sich auch hinter der Krankheitsbezeichnung „Manie" auch zahlreiche Erregungszustände etwa neurotischer und reaktiver Genese verbargen.

Engelken berichtete über die erfolgreiche Opiumbehandlung auch der Melancholie („mélancolie hypochondriaque"). Dies eröffnete einen durchaus neuen Aspekt; hatten doch Michea und Baillarger das Schwergewicht bisher immer auf die Therapie manischer Kranker gelegt. Geht man allerdings bis auf Pinel zurück, so ist festzustellen, dass er Opium sowohl bei Manie wie auch bei Melancholie verordnete. Später waren dann vor allem das „Delirium tremens" und „spasmodische Leiden", also „Epilepsie", „Hysterie" und auch „Tetanus", mit Opium behandelt worden.

Die Behauptung von Louis Victor Marcé, der an den psychiatrischen Hospitälern St. Anne, Bicêtre und der Privatanstalt in Ivry arbeitete, die therapeutischen Erfolge bei Melancholie seien allgemein gerühmt worden, dürfte mithin eher übertrieben sein. Marcé wies darauf hin, dass schon John Brown die mächtige Wirkung des Opiums (als „excitant") auf Gehirn und Nervensystem festgestellt habe. – Das Vorgehen war im Prinzip das gleiche, wie es Michea bei der Manie angegeben hatte. Marcé steigerte die Gaben progressiv bis zu 32 centigramm pro Tag („extrait thébaique"), unterbrach dann die Kur für eine gewisse Zeit, um die Dosen bei der Wiederaufnahme bis zu 80 centigramm pro die anzuheben[194].

Dieselbe Art und Weise der Opiumverordnung in progressiven Dosen übernahm auch Henri Legrand du Saulle.[195] Er fasste seine Resultate in einer Veröffentlichung zusammen, die 1859 in den Annales médico-psychologiques erschien. Legrand du Saulle bezog sich darin[196] auf die Arbeiten von Charles Polydore Forget[197] und Michea[198]. In Übereinstimmung mit Michea glaubte er bestätigt zu finden, dass sich die Behandlung bei Manien bewähre, während sie bei Monomanien und auch bei „Lypemanie" (Melancholie) erfolglos sei. Letzteres stünde im Gegensatz zu der Erfahrung von Marcé (1857)[199]. Im Einzelnen beschrieb Legrand du Saulle die Behandlung der Manie wie folgt: Wenn er zum Schluss komme, dass der manische Anfall seine höchste Stärke erreicht habe, setze er abrupt mit der Behandlung aus

---

[193] Engelken 1855: S. 140

[194] Marcé 1857: S. 2330

[195] Legrand du Saulle war als Interne zu Charenton und ab 1862 am Bicêtre tätig.

[196] Legrand du Saulle 1859: S. 3

[197] Forget 1855: „Cliniques de l´opium". Forget war ab 1836 Inhaber des Lehrstuhles der medizinischen Klinik in Straßburg.

[198] Michea 1853

[199] Marcé 1857: S. 2330

und beobachte nur noch. Im Allgemeinen besserten sich von diesem Augenblick an alle pathologischen Phänomene ausgesprochen, und der Geisteskranke fange an zu genesen in einem Zeitraum, der zwischen acht und fünfunddreißig Tagen liege.

Zwei Jahre nach Marcé[200] (1857) griff Michea (1858, 1859)[201] [202] in die Diskussion um pharmakologische Behandlungsweisen der Melancholie ein. Er hatte sich zuvor in einer anderen Publikation mit der Therapie der Epilepsie beschäftigt, deren Verlauf er durch „valérianate d'atropine" zu beeinflussen suchte.[203] Bezeichnenderweise stellte Michea das Opium in seinem Beitrag an den Anfang der Reihe solcher Substanzen, die er bei Melancholie anwandte. Mit Opium und Morphium habe er mehrere Male sehr günstige Effekte erzielt, meinte Michea, ohne sich in den Zahlenangaben zu präzisieren.[204] Es erscheint überhaupt charakteristisch für die klinisch-„wissenschaftlichen" Publikationen jener Zeit, dass sie sich darauf beschränkten, zwar die Erfolge genau aufzuzählen, wogegen auf die Erwähnung und Spezifizierung des klinischen Ausgangskollektives zumeist verzichtet wurde. Ähnlich verhält es sich auch mit den klinischen Berichten von Michea zur Belladonna-Behandlung. Er habe bei Anwendung dieses Mittels in vier Fällen einen positiven Effekt feststellen können[205]; schließlich wusste er auch von einzelnen Erfolgen bei der Behandlung der Melancholie mit Datura stramonium (Stechapfel), Hyoscyamus und Mandragora zu berichten.

Michea veranschaulichte sich die Art der pharmakologischen Wirkung an einem doppelten, nämlich physiologischen und psychologischen Konzept. Zum einen sei es wahrscheinlich, dass die sofortige Aktion der Narkotika auf das Nervensystem darin bestehe, die nervöse Substanz zu „dekomponieren", zu verändern, eine künstliche an die Stelle einer spontanen Änderung, welche die Krankheit in der molekularen Ordnung der Nervenfasern hervorgerufen habe, zu setzen.[206] Solche Überlegungen erinnern sowohl terminologisch („substituer") wie dem Inhalt nach an die Formulierungen von Moreau de Tours. Zum anderen bediente sich Michea aber auch einer Deutung auf *psychologischer* Ebene. Die „Narkotika", also beispielsweise Opium, vermöchten die Melancholie zu heilen, dadurch dass sie einen Zustand von Manie hervorriefen.[207]

---

[200] Marcé 1857: S. 2330
[201] Michea 1858
[202] Michea 1859: S. 8
[203] Michea 1858
[204] Michea 1859: S. 8
[205] Michea 1859: S. 8: „Nous avons vu, pour notre part, ce moyen réussir complètement dans quatre cas."
[206] Michea 1859: S. 9: „ … à substituer une altération artificielle à l'altération spontanée."
[207] Michea 1859: S. 9: „ … produire la guérison de la mélancolie en développant un état de manie."

Marcé publizierte 1862 sein Werk „Traité pratique des maladies mentales“, in welches er auch das bis dahin gewonnene verbindliche Wissen hinsichtlich der Pharmaka in der Psychiatrie einarbeitete. Zunächst ging Marcé jedoch von den toxischen Wirkungen chemischer Substanzen aus, ein gedanklicher Ansatz, der schon bei Esquirol[208] und Michea[209] wichtig im Blick auf deren mögliche therapeutische Nutzung geworden war. Als toxischer Verursacher von Geisteskrankheiten machte er sodann Stoffe aus wie etwa Alkohol, Haschisch, Blei, Schwefelkohlenstoff, Quecksilber, Tabak und *auch* das Opium.[210] Letzteres war jedoch zugleich auch wichtigstes Therapeutikum; in ihm manifestiere sich am ausgeprägtesten das doppelte Moment, das ganz prinzipiell pharmakologischen Stoffen innewohne, einerseits toxisch, andererseits aber auch therapeutisch wirksam zu sein. Marcé zählte das Opium zu den „narcotiques et antispasmodiques“. Man unterscheide grundsätzlich zwei Anwendungsmethoden, nämlich die niedere Dosierung bei Debilen und Kranken, die unter motorischer Unruhe und Schlaflosigkeit litten und die Behandlung in hohen Gaben.[211] Hinsichtlich der letzteren bezog er sich auf Michea und übernahm von ihm das Konzept der *Substitution* eines Deliriums[212], das schon Moreau de Tours entwickelt hatte: „A doses élevées, l´opium et les narcotiques agissent … en substituant pour ainsi dire un *délire artificiel* au *délire primitif*.“[213] Opium sei zur Behandlung der Manie sehr nützlich. Hinweise, die auf eine Fortsetzung seines früher unternommenen Versuches, der Behandlung eines Melancholikers mit Opium, hindeuten, fehlen indes.[214] Als Adjuvantien seien die anderen „Narkotika“ zu empfehlen, Hyoscyamus, Stechapfel und Belladonna, ebenso Digitalis, welche schon bei Guislain erwähnt sei. Kampfer, Baldrian und Äther seien „antispasmodiques“ und entsprächen als solche nur vorübergehenden Indikationen.[215] Chinin verursache eine enorme Verlangsamung des Pulses und bei hohen Dosen Taubheit. Deshalb sei damit große Vorsicht am Platze. Er habe es jedoch mit Erfolg bei Anfällen („paroxysmes d´agitation“) angewandt, die im Verlaufe einer Manie oder allgemeinen Paralyse („paralysie générale“) aufgetreten seien.

---

[208] Esquirol 1838: S. 75

[209] Michea 1851: S. 158-170: Kapitel: „causes chimiques“. Vgl. auch Morel 1860: S. 212: Kapitel VI: „Des causes spécifiques de l´aliénation mentale. Intoxications diverses.“ Hier finden sich im Wesentlichen bereits dieselben Substanzen angeführt wie bei Marcé 1862. Es sei hinzugefügt, dass Morel eine Klassifikation der Geisteskrankheiten auf dem Boden ätiologischer Leitprinzipien anstrebte.

[210] Marcé 1862: S. 147

[211] Marcé 1862: S. 192

[212] „Delirium“ – délire – im Sinne des damaligen diagnostischen Verständnisses als Sammelbegriff für eine akute Psychose.

[213] Marcé 1862: S. 193

[214] Vgl. dazu seine Beobachtung: Marcé 1857: S. 230-235

[215] Marcé 1862: S. 310

Betrachtet man mit einem vergleichenden Blick die Veröffentlichung von Marcé (1862) und jene von Michea aus dem Jahre 1853, so wird nach Diktion und Argumentationsweise kaum ein Unterschied festzustellen sein, obwohl sie zeitlich doch fast eine Dekade trennte. Das wäre von geringer Bedeutung, ließe sich die Frage nach dem eigentlich klinisch-methodischen Fortschritt bejahen. Dies ist jedoch auf Grund des von den Quellen vermittelten Bildes nicht der Fall. Vielmehr muss festgestellt werden, dass sich die Diskussionen immer mehr in der Uferlosigkeit kasuistischer oder „numerischer" Schilderungen verloren. Äußerlich wurde zwar teilweise auf die widersprüchlichen Resultate anderer Autoren eingegangen; doch stellte man den eigenen Ergebnissen oft kommentarlos die anderen Beobachtungen gegenüber, ohne dass ein Versuch sichtbar wurde, die Unstimmigkeit der Ergebnisse wirklich ernst zu nehmen, bzw. methodisch aufzugreifen.

Besonders deutlich zeigt sich die für die methodisch noch nicht entwickelte, bzw. integrierte klinische Empirie so charakteristische Schwäche beim Problem der Melancholiebehandlung. Trotzdem sollte nicht vergessen werden, dass die auf der Basis einfacher klinischer Erfahrung gefundene Form der Opiumtherapie in zunehmenden und abnehmenden Dosen bis in das 20. Jahrhundert hinein noch viele Jahre Bestandteil psychiatrischer Behandlung geblieben ist.[216]

Pharmakopsychiatrie und die „thérapie scientifique" von Claude Bernard als Befreiung von dogmatischen Vorurteilen

Die Veröffentlichungen im Stile einer Katalogisierung von Erfolgen und Misserfolgen,[217] wie sie die klinische Empirik zu erfassen imstande war, setzten sich in den folgenden Jahren fort. Neue Anstöße jedoch erfolgten auf das Denken und praktische Handeln auch im Bereich der Psychiatrie durch die Beiträge von Claude Bernard, dessen zentrale Bedeutung in seinem Beitrag zur Grundlegung der experimentellen Medizin bestand. Dieser dürfte an psychiatrischen Problemen nicht uninteressiert gewesen sein. Zählten doch so berühmte Psychiater wie Bénédicte Auguste Morel und Ernest Charles Lasègue zu seinen Freunden. Der Zugang zu seinem psychiatrischen Forschungsansatz findet sich in dem Werk „Introduction à l´étude de la médecine expérimentale". Es stützt sich ontologisch wie methodologisch ganz wesentlich auf René Descartes, wie er sie in seiner Abhandlung „Discours de la Méthode" einer wissenschaftlichen Medizin vorgezeichnet hatte. Die Physik ermögliche es, zu Kenntnissen zu gelangen, die für das Leben sehr nützlich seien.[218] Wenn man die Gesetzmäßigkeiten der Naturerscheinungen erkenne, könne

---

[216] Vgl. beispielsweise: Kolle 1961: S. 308

[217] Mit dem Schwerpunkt auf den Erfolgen!

[218] Descartes 1636: S. 84: Im Gegensatz zur „philosophie spéculative"! – „Des connaissances qui soient fort utiles à la vie."

man zum Meister und Besitzer der Natur werden[219]; hauptsächlich um die Gesundheit zu erhalten.[220] Auf diese Weise könnte man sich von unendlich vielen Krankheiten befreien sowohl des Körpers *wie des Geistes*.[221]

Es weist auf das Ziel einer vollständigen Integration der psychiatrischen Fragen in das medizinisch-naturwissenschaftliche Forschungsprogramm. Trotz der wunderbaren Feinheit der Manifestationen sei es unerlässlich, meinte Bernard, die cerebralen Phänomene wie alle anderen Erscheinungen der lebenden Organismen in die Gesetze eines wissenschaftlichen Determinismus mit einzubeziehen. „... malgré leur nature merveilleuse et la délicatesse de leurs manifestations, il est impossible, selon moi, de ne pas faire entrer les phénomènes cérébraux, comme tous les autres phénomènes des corps vivants, dans les lois d´un déterminisme scientifique.“[222] Folgerichtig musste so auch die Äußerung „le physiologiste et le médecin ne peuvent réellement agir que par l´intermédiaire de la physico-chimie animale“[223] – Physiologe und Arzt können nur über die Einsicht in die physiologischen Grundlagen handeln – für den Psychiater Gültigkeit haben. Die Basis der wissenschaftlichen Medizin müsse die Physiologie, die Kenntnis also der normalen Funktionen sein.[224] Aufgabe der Pathologie sei es, die Entstehung der Krankheiten und deren Ursachen zu erforschen. Daraus und immer in enger Verbindung zu den physiologischen Einsichten seien dann die therapeutischen Konsequenzen abzuleiten. Dies bedeute konkret, die Auswirkungen der Krankheiten durch Medikamente zu bekämpfen und damit sie zu heilen – „à en combattre les effets par des agents médicamenteux, c´est à dire à guérir les maladies.“[225]

Dem naheliegenden Einwand der inakzeptablen Einengung auf eine rein mechanistische Konzeption ist nicht zu widersprechen.[226] Doch ist gleichzeitig darauf hinzuweisen, dass in der damaligen wissenschaftsgeschichtlichen Konstellation die methodologische Reduktion anknüpfend an die Grundpositionen von Descartes und Bernard nicht eine reduktionistische Sichtweise der psychiatrischen Klinik als Er-

---

[219] Descartes 1636: S. 84: „Nous les pourrions employer en même façon à tous les usages auxquels ils sont propres, et ainsi nous rendre comme maîtres et possesseurs de la Nature.“

[220] Descartes 1636: S. 84: „Principalement aussi pour la conservation de la santé.“

[221] Descartes 1636: S. 85: „On se pourrait exempter d´une infinité de maladies, tant du corps que de l´esprit.“

[222] Bernard 1865: S. 140

[223] Bernard 1865: S. 143

[224] Bernard 1865: S. 26

[225] Bernard 1865: S. 26

[226] Vgl. Ey 1952: S. 28: „Au XIXe siècle enfin le développement des sciences anatomiques et physiologiques ... aboutit à une médecine radicalement mécaniste ...“ S. 53: „Le ‚cartesianisme‘, en rendant particulièrement urgent et inéluctable le problème des rapports du ’physique‘ et du ‚moral‘ ... a certainement servi la cause psychiatrique, mais il a engagé la science psychiatrique dans une impasse.“

kenntnis- und Handlungsfeld insgesamt bedeutete. Mit der Verwendung physiologischer Konzepte war vor allem eine neue Phase der psychiatrischen und pharmakologischen Forschung eingeleitet und ermöglicht worden. – Die klinisch-dogmatischen Systeme waren nur eine Zeitlang imstande, *gewisse* empirische Erkenntnisse auf dem Gebiete der Pharmakobehandlung zu ordnen. Dies reichte für eine Weiterentwicklung und Vertiefung über Zusammenhänge der Wirkweise und Anwendungsmöglichkeiten nicht aus. Klinische Empirik musste sich der Überprüfung stellen. Erschöpfte sich ein „System" letztlich darin, auf der Basis klinischer Erfahrungen folgerichtig und logisch aufgebaut zu sein, wurde in jener Zeit zunehmend deutlich, dass es darum ging, „Systeme" zu spezifischen Hypothesen weiterzuentwickeln. Hypothesen zeichneten sich dadurch aus, dass sie prinzipiell gegenüber experimenteller Überprüfung und Korrektur zugänglich und offen waren. Bestimmte Teilgedanken und Strukturen eines Systems konnten dabei durchaus in eine Hypothese eingehen.

Dieser Vorgang der allmählichen Befreiung von dogmatischen Systemen und Vorurteilen lässt sich auf dem Entwicklungswege der Pharmakopsychiatrie überzeugend belegen. In dem Werk von François Broussais[227] überwog noch bei weitem das dogmatisch vorgetragene, spekulative Moment. Trotz seines Ausgangspunktes, der Einarbeitung neuerer nervenphysiologischer Erkenntnisse, entzogen sich seine darauf basierenden, spekulativen Folgerungen der experimentellen Überprüfung. Die Psychiater Etienne Jean Georget, Félix Voisin und Jean Pierre Falret[228] waren noch stark von Broussais´ Denkschemata beeinflusst. Bei der Kontroverse zwischen Flourens und Parchappe[229] im Jahre 1847 um die Wirkweise des Äthers zeigte sich jedoch, dass es hier bereits um die Diskussion von Hypothesen ging, über deren experimentelle Verifizierung allerdings unterschiedliche Meinungen bestanden.

Scharf setzte sich Bernard 1865 mit den medizinischen Systembildungen auseinander. Er warnte, Systeme seien verführerisch, weil sie eine absolute, von der Erfahrung losgelöste Wissenschaft – „la science absolue" – [230] böten, die sich allein durch die Logik bestimmen ließe; dies befreie davon empirirsch zu untersuchen und simplifiziere die Medizin. Die experimentelle Medizin jedoch sei von Natur aus *antisystematisch* („antisystematique") und antidoktrinär („antidoctrinal")[231]. Angewandt auf die pharmakologische Forschung bedeutete dies eine möglichst genaue Analyse und Objektivierung der durch Medikamente hervorgerufenen Wirkungen.

---

[227] Broussais 1828
[228] Falret 1838
[229] Flourens 1847
[230] Bernard 1865: S. 305
[231] Bernard 1865: S. 305

Man müsse die komplexen Effekte auf einfachere und genau determinierte zurückführen,[232] formulierte Bernard 1864 in einer Publikation seinen Leitgedanken. In diesem Beitrag brachte er außerdem die Resultate seiner Forschungen, welche den inzwischen von der Chemie isolierten wichtigsten Alkaloiden des Opiums gegolten hatten. Bernard unterschied zwischen zentral-nervösen und peripher-sensiblen Effekten. Narzein, Morphin und Kodein seien schlaferzeugende („soporifiques"), Thebain, Papaverin und Narkotin dagegen Krämpfe hervorrufende Substanzen („convulsivants")[233]. Er beschrieb des Weiteren die unterschiedlichen Einflüsse auf die Sensibilität, immer mit der Hoffnung, zu differenzierteren und wirksameren Therapieansätzen zu gelangen.

In der Praxis sollte sich allerdings sehr bald erweisen, dass die Epoche der klinischen Empirik durch die genauere Aufschlüsselung pharmakologischer Wirkungen keinesfalls überwunden war, wie es Bernard als Endziel wünschenswert und notwendig erschien. Vielmehr setzte sich die Diskussion über den Wert bestimmter Bestandteile des Opiums, wenn auch verzweigt in die verschiedenen Komponenten, in derselben Art fort.

Ein bemerkenswerter Akzent auf die Gesamtheit damaliger klinischer Untersuchungen und der daraus resultierenden Meinungsverschiedenheiten wird durch die Tatsache gesetzt, dass sie selbst bei höchster Wirksamkeit oder „Spezifizität" eines Medikamentes und guter statistischer Bearbeitung, nicht zu einem eindeutigen Resultat hätten führen können. Noch differierten sowohl diagnostische Auffassungen wie die für bestimmte Leiden sich ergebenden psychopathologischen Etiketten in einer Weise, welche einen sinnvollen Vergleich unmöglich machte. Ehe ein weiterer Fortschritt der Pharmakopsychiatrie erreicht werden konnte, musste in einem anderen Bereich der Psychiatrie eine Entwicklung in Gang kommen: die Erkennung von echten *klinischen Krankheitseinheiten*.[234] Dieser Vorgang, der mit dem Werk von Pinel (1801) grundgelegt, von seinen Schülern, so Esquirol (1838), fortgesetzt worden war, erfuhr in der zweiten Hälfte des 19. Jahrhunderts in Frankreich und Deutschland eine stetig wachsende nosologische Differenzierung und sollte später durch Wilhelm Griesinger[235] und Emil Kraepelin zwischen 1883 und 1899 schließlich durch Emil Bleuler eine grundlegende Ausformung erhalten (vgl. Kap. II).

---

[232] Bernard 1864: S. 414

[233] Bernard 1864: S. 408

[234] So meinte Achille Foville 1872: S. 8: „Nous sommes donc, …, en ce qui concerne la nomenclature des maladies mentales, dans une sorte de chaos…"

[235] Griesinger: Die Pathologie und Therapie der psychischen Krankheiten, Stuttgart 1845, Braunschweig 1871

Die Brombehandlung spasmodischer Leiden

Die weiteren Ansätze der experimentellen Medizin zu einer „wissenschaftlichen Therapie“, teilweise Ausdruck einer Reaktion gegenüber den unbefriedigenden Resultaten der klinischen Empirie, sind eng verknüpft mit einer chemisch zwar sehr einfachen, in seiner Wirkung jedoch als ziemlich sensationell empfundenen Substanz, dem Kaliumbromid. Als es in Frankreich seine höchste Verbreitung erreichte, waren schon nahezu vierzig Jahre seit seiner ersten klinischen Erprobung in Montpellier vergangen[236]. Armand Trousseau und Hermann Pidoux allerdings sind der Meinung, diese habe erst 1836 im Hôpital de la Pitié in Paris durch Gabriel Andral begonnen. Andral versuchte jedenfalls, Kaliumbromid zur Schmerzlinderung bei chronischen Arthritiden einzusetzen.[237] Nicht ohne Einfluss auf den Fortgang der Untersuchungen war das Werk des Deutschen Otto Graf „Das Bromkalium“ (1842).[238] Wichtige Erkenntnisse über die sedative Wirkung enthält die Arbeit von Charles Huette.[239] Huette beschrieb die Reihenfolge der bei zunehmenden Dosen auftretenden „physiologischen“ Erscheinungen als Kopfweh, Benommenheit und Somnolenz, schließlich „Trunkenheit“ („ivresse“).[240] Auguste Félix Voisin[241] und Georges Huette[242] schrieben dem englischen Arzt Charles Locock übereinstimmend das Verdienst zu, dass er als erster die Behandlung der Epilepsie mit diesem Medikament propagierte. Allerdings galt das Hauptinteresse der französischen Psychiater auf pharmakologischem Gebiet zunächst noch dem Opium. Eine Ausnahme indes muss genannt werden. Ludger Jules Joseph Lunier, Leiter der Irrenanstalt zu Niert, publizierte 1853 eine Arbeit, welche sich mit der Brom- und Jodbehandlung der progressiven Paralyse und des chronischen Alkoholismus befasste.[243]

Die erneute Diskussion setzte im französischen Raum mit der Veröffentlichung von Romain Vigouroux im Jahre 1864 ein. Vigouroux hatte seine Erfahrungen bei Charles Brown-Séquard im National Hospital for epilepsie and paralysed in London gesammelt. Seine Vorstellungen über die Entstehung der Epilepsie und die therapeutische Wirkweise des Kaliumbromides im Rahmen des pathogenetischen Mechanismus basierten einerseits auf experimentell gewonnenen Beobachtungen, andererseits auf Überlegungen, die sich auf dem für die Anfangsphase der naturwissenschaftlichen Medizin so typischen Niveau bewegten, welches oszillierte

---

[236] Griesinger, Wilhelm: Die Pathologie und Therapie der psychischen Krankheiten. Stuttgart 1845. Braunschweig 1871

[237] Trousseau et Pidoux 1875: Bd. II, S. 1137

[238] Vgl. Voisin 1873: S. 40

[239] Huette 1878

[240] Huette 1850: S. 7

[241] Voisin 1873: S. 40. – Nicht zu verwechseln mit seinem Onkel Félix Voisin

[242] Huette 1878: S. 143

[243] Lunier 1853: S. 50

zwischen freier Spekulation und methodischer Reduktion in die Gestalt einer überprüfbaren Hypothese. Vigoroux äußerte die Ansicht, der Effekt des Kaliumbromides bestehe darin, die Vaskularisierung der nervösen Zentren zu vermindern. Die Reduzierung der Durchblutung habe eine Abschwächung der erhöhten Reflexerregbarkeit zur Folge, welche ihrerseits eine der hauptsächlichsten Bedingungen für die Epilepsie darstelle.[244]

Im selben Jahr publizierten noch weitere Autoren, Emile Debout[245] und Adolphe Gubler[246], zum Thema der Kaliumbromid-Behandlung, die sich aber im Wesentlichen auf die Beschreibung der sedativen und hypnotischen Eigenschaften beschränkten und so in erster Linie für allgemein-medizinische Belange von Interesse waren. Pierre Antoine Ernest Bazin, Professor für Dermatologie und Arzt am Hôpital St. Louis, bestätigte 1865 in einer Veröffentlichung den therapeutischen Effekt des Kaliumbromides bei einem Fall von Epilepsie und Meningitis („épilepsie et méningite").[247] Die Krankheitsbeschreibung lässt allerdings kaum vermuten, dass es sich um eine genuine Epilepsie handelte. Viel eher ist an das mit zerebralen Anfällen einhergehende klinische Bild einer Meningitis zu denken. Solche Schwierigkeiten wiederum veranschaulichen die Probleme, mit denen die Psychiatrie auf der Ebene der Diagnostik und Terminologie zu kämpfen hatte. Epilepsie war die Bezeichnung für ein breites Spektrum von mit Krampfanfällen einhergehenden Leiden verschiedenster Genese.

Ziemlich kategorisch sprach sich Jacques Joseph Moreau de Tours gegen übertriebene Hoffnungen hinsichtlich einer erfolgreichen Behandlung „echter Epilepsie" aus: „Les faits nous autorisent donc à conclure à l´inefficacité la plus absolue du bromure de potassium dans l´épilepsie confirmée..."[248] Diese Feststellung brachte ihm noch 1873 den Tadel von Voisin ein, sie habe die ärgerliche Konsequenz gehabt, das Vertrauen in das Kaliumbromid zu mindern.[249] Voisin schien zu diesem Zeitpunkt allerdings bereits entfallen zu sein, dass auch er nur wenig später als Moreau de Tours differentialtherapeutische Einschränkungen für die Anwendung der Substanz geltend gemacht hatte: „ ... le bromure de potassium me paraît complètement inutile dans l´épilepsie liée à des lésions cérébrales ..."[250] „L´utilité de ce médicament est au contraire indubitable ... où l´épilepsie est idiopathique et est une pure névrose."[251] Bei Epilepsie bedingt durch cerebrale Läsionen sei Kaliumbromid völlig unwirksam. Dagegen könne seine Nützlichkeit bei der idiopathischen und

---

[244] Vigouroux 1864: S. 463
[245] Debout 1864
[246] Gubler 1864
[247] Bazin 1865: S. 137-138
[248] Moreau de Tours 1865: S. 41
[249] Voisin 1873: S. 42; auch: Voisin 1875: S. 7
[250] Voisin 1866: S. 164
[251] Voisin 1866: S. 165

(also) „rein neurotischen“ Form nicht bezweifelt werden. Es erscheint naheliegend, dass beide Autoren sich bemühten, eine ähnliche Differenzierung auszudrücken, infolge des noch weitgehend unklaren nosologischen Begriffsapparates und Kenntnisstandes aber aneinander vorbeiredeten.

Die Bestrebung, zu naturwissenschaftlich fundierten Hypothesen und Erklärungsversuchen zu kommen, welche die meisten sonst rein klinischen Beiträge zum Themenkreis der Pharmakotherapie der Epilepsie bestimmten, war bereits früher deutlich spürbar geworden. So fand diese Grundtendenz in Félix-Antoine Martin-Damourette, einem in Paris niedergelassenen Arzt und Forscher, einen noch profilierteren Exponenten. Angeregt einerseits durch die „durchblutungsphysiologischen“ Vorstellungen der Epilepsie englischer Forscher, welche von Vigouroux in Frankreich propagiert worden waren, und zum andern nachhaltig beeindruckt von den experimentellen Errungenschaften eines Claude Bernard, unternahm er es, den Angriffspunkt des Medikamentes am Gefäßsystem durch Tierversuche nachzuweisen. Martin-Damourette erkannte gleichwohl klar, dass die essentielle Wirkung des Kaliumbromides trotzdem in einer direkten Einflussnahme auf die Nervensubstanz unter Ausschluss einer Vermittlung vaskulärer Mechanismen bestehen könnte.[252] Freilich widerspräche dem die klinische Erfahrung, wonach auch andere vasomotorische Agentien („agents vasomoteurs“), wie Belladonna, Digitalis, Eisenhut, Silbernitrat, Zink, Kupfer und Arsen, günstige Ergebnisse bei der Behandlung der Epilepsie gezeigt hätten. Der pharmakologische Haupteffekt hingegen manifestiere sich deutlich in einem Erlöschen der sensiblen und motorischen Eigenschaften der Nerven, des Rückenmarks und des Gehirns.[253]

Wie brennend sich diese Probleme im Jahre 1867 stellten, wird durch die Tatsache unterstrichen, dass sie in der Sitzung vom 25. März zum Verhandlungsgegenstand der Société médico-psychologique wurden. Voisin vertrat hier die Ansicht, die er bereits 1866 publiziert hatte,[254] dass Kaliumbromid nur bei idiopathischen und (also!)[255] rein psychogenen Formen von Epilepsie günstig wirke. Für diese Gruppe sei eine Erhöhung der Reflexerregbarkeit des verlängerten Markes[256] charakteristisch. Kaliumbromid sei geeignet, die Übererregbarkeit herabzusetzen. Die gleichzeitige Abschwächung des Nausealreflexes, der über dieses nervöse Zentrum geleitet werde, weise gleichfalls darauf hin. Solch eine reflexologische Konzeption der Epilepsie stand in gewisser Spannung zu denjenigen Vorstellungen, die das Wesentliche bereits in einer Änderung der Durchblutung erfasst zu haben glaubten. Sie brauchten sich jedoch keineswegs gegenseitig auszuschließen, sofern man in

---

[252] Martin-Damourette 1867: S. 242
[253] Martin-Damourette 1867: S. 243
[254] Voisin 1866: S. 165
[255] Voisin 1866: S. 165: „ … où l´épilepsie est idiopathique et est (!) une pure névrose.“ Das, was „et est“ folgt, bezieht sich interpretativ auf den Begriff „idiopathique“.
[256] Soc. Méd. Psych. 1867: S. 108-109: „force excitomotrice de la moelle“.

der Durchblutung lediglich eine vermittelnde Wirkung auf das Nervensystem sah. Ein Gegensatz deutete sich auch an zu Martin-Damourette, der die Auffassung vertrat, dass sich die Wirkung des Kaliumbromides auf das gesamte Nervensystem erstrecke und nicht nur auf bestimmte Regionen. Der zeitgenössische Autor August Stanislas Bécoulet sah bereits den Widerspruch und ließ die unterschiedlichen Auffassungen in einer Publikation gegeneinander kontrastieren.[257]

Innerhalb der „Société Médico-Psychologique" jedoch kam der stärkste Widerspruch von einer Gruppe, zu deren Sprecher sich Louis Antoine Eugène Billod machte. Er habe zusammen mit Moreau de Tours an über sechzig Kranken Blausäure, Eisen, Brechnuss und Zinkoxyd erprobt. In allen Fällen hätten sich Erfolge eingestellt, zumindest in den ersten Monaten. Interessant ist der Hinweis über die erfolgreiche Verwendung von Placebo-Präparaten und die daraus gezogenen Konsequenzen, die – methodisch unvollkommen, wie sie noch sein mussten – leicht zu einem bestechenden Argument gegen das Kaliumbromid und andere Pharmaka werden konnten. Billod hielt den psychischen Effekt („impression morale") der Medikamentengabe für beträchtlich: er habe langfristige Remissionen mit völlig inaktiven Pillen („pilules composées de substances inactives") erreicht.[258] Louis Jean François Delasiauve ergriff für Billod Partei, wogegen Achille Foville und ebenso Alexandre Brierre de Boismont sich zugunsten von Voisin aussprachen. Foville benutzte die Gelegenheit zu einem passionierten Appell für die Idee einer physiologischen Therapie, die sich hier biete. Es wird dabei deutlich, wie ausgesprochen die „therapeutique physiologique", als Begriff in der Polemik gegen die einfache Empirie entstanden, zum emotionell beladenen Schlagwort geworden war. „Dès lors, l'expérimentation sort des nuages de l'empirisme pour se ranger dans les tentatives les plus autorisées de la thérapeutique physiologique …"[259] Die „Expérimentation" lasse die Wolken des Empirismus hinter sich, um sich in die höchstberechtigten Unternehmungen der physiologischen Therapie einzufügen.

Solche Überdehnungen der den damaligen experimentellen Methoden inhärenten Möglichkeiten trugen dazu bei, die klinische Empirik trotz der auch ihr eigentümlichen prinzipiellen Schwierigkeiten und eng gesetzten Grenzen in ihrem Fortgang zu bestärken. Moreau de Tours hatte 1869 seine bereits früher vertretene Meinung bekräftigt, Kaliumbromid sei bei echter Epilepsie völlig unwirksam. Es bewähre sich hingegen bei Fällen von hysterischer Neurose („névrose hystérique").[260] Falret versuchte 1871, eine ähnliche Abgrenzung zu formulieren. Sinnvoll sei die Behandlung von „épileptiques simples à grandes attaques éloignées, sans vertiges ni absences".[261] Auch auf die kutanen Affektionen bei langzeitiger Brombehandlung

---

[257] Bécoulet 1869: S. 238-247

[258] Soc. Méd. Psych. 1867: S 108

[259] Soc. Méd. Psych. 1867: S. 109

[260] Moreau de Tours 1869: S. 182

[261] Falret 1871: S. 171

ging Falret ein. Doch dieses Problem war bereits ein Jahr zuvor im Rahmen der Société Médico-Psychologique angesprochen worden. Falret vertrat hier die Ansicht, Heilungen seien grundsätzlich von akneischen Ausschlägen begleitet. Dies wurde von Voisin heftig bestritten. Eine vermittelnde Rolle nahm Legrand du Saulle ein. Die Mode habe ihre Gefahren – „La vogue a ses dangers" – [262] Was immerhin als unmissverständlicher Hinweis dafür gewertet werden darf, eine wie breite und vielleicht zu großzügige Verwendung Kaliumbromid inzwischen gefunden hatte[263]. Es ist so nach dem so aus den Quellen erschlossenen Bild klar, dass zwei Substanzen, nämlich Opium und Kaliumbromid, zwischen 1850 und 1870 klinisch und hinsichtlich der Forschungsfragestellungen im Vordergrund standen. Andererseits sollte aber erwähnt werden, dass auch anderer Pharmaka Gegenstand klinischer Erprobung wurden. Hier wäre der am Hôpital Cochin tätige Arzt Paul Briquet zu nennen, der bereits 1843 in einer Sitzung der Académie de Médecine die halluzinogenen Effekte des Chinins zur Sprache gebracht[264] und sich in einer späteren Veröffentlichung ausführlich mit dessen Wirkung auf das Gehirn auseinandergesetzt hatte.[265] Ein neuerlicher, spürbarer Impuls auf die praktische Pharmakopsychiatrie ging jedoch davon nicht aus.

Haschisch hatte auf die Enttäuschung, die dem Enthusiasmus eines Moreau de Tours gefolgt war, im Verlaufe des siebten Jahrzehntes wieder etwas an Interesse gewonnen[266]. Berthier berichtete 1868 über hypnotische Eigenschaften bei Geisteskranken[267]. Donaud, angeregt wohl durch englische Autoren, wandte Haschisch beim Delirium tremens an.[268] Die Dissertation von Ferdinand Villard[269] schließlich wurde zum Anlass von Auseinandersetzungen zwischen Voisin, der auf die Toxizität von Haschisch verwies, was von Moreau de Tours bestritten bzw. relativiert wurde.[270]

---

[262] Soc. Méd. Psych. 1870: S. 221

[263] Zur Illustrierung dieser Tatsache möge eine kurze, einem Werk von Guy de Maupassant entstammende Passage dienen, in welcher die damals übliche Routinetherapie, das Brom und die Dusche, erwähnt wird. Verzweifelt äußerte hier der Geisteskranke: „Mon état s´est encore aggravé. Qu´ai-je donc ? Le bromure n´y fait rien; les douches n´y font rien." Maupassant 1887: S. 11.

[264] Briquet 1843

[265] Briquet 1853: S. 120, 122, 179

[266] Grimaux 1865

[267] Berthier 1868: S. 432-436

[268] Donaud 1869: S. 91

[269] Villard 1872

[270] Soc. Méd. Psych. 1872: S. 243-246

Pharmakopsychiatrische Forschung im Spannungsfeld ontologischer und epistemologischer Polarisierung und des methodischen Dualismus

In keinem anderen Fachgebiet der Medizin wird wohl rascher deutlich als in der Psychiatrie, dass es nie allein um die Weiterentwicklung und Lösung biologischer bzw. physiologischer oder pharmakologischer Probleme, auch nicht nur um die Verfeinerung psychologischer Analysen und Konzepte gehen kann. Die Hauptfragestellungen waren stets von der ganz *praktisch-klinischen* Herausforderung bestimmt, zum einen der Gegenstandsbestimmung dessen, was unter *Krankheit* zu verstehen sei, und zum anderen dass diese Erkenntnis von Krankheit und deren Behandlung zusammengeführt werden solle in ein Begegnungsgeschehen mit dem notleidenden *Menschen*. Dies war stets das Handlungsfeld in seiner existentiellen Komplexität, in dem sich wissenschaftlich-empirischer und humaner Fortschritt zu bewähren hatte. Das galt hinsichtlich der Therapie der großen Formkreise der Psychosen, der Schizophrenie, der manischen und depressiven Syndrome, also solcher bis auf weiteres nur psychopathologisch definierter Krankheitsbilder, bei denen zumindest *funktionelle* Entsprechungen wenn nicht somatische Prozessvarianten erwartet werden durften. Dabei zeigte sich bereits in den Anfängen der psychiatrischen Pharmakotherapie, dass es darum ging, eine möglichst präzise Gegenstandsbestimmung, also eine möglichst klare, weitgehend objektivierbare Bestimmung klinischer Krankheitsbilder zu erreichen. Dies erwies sich als erforderlich, um eine klinisch-vergleichende, später statistisch fundierte, jedenfalls verallgemeinerbare Argumentation zur Verfügung zu haben. Dabei wurde im Rahmen des klinischen Erkennens und Handelns gegen Ende des 19. Jahrhunderts immer deutlicher, dass es darum ging, die Handlungsziele sowohl ganzheitlich zu begründen, wie auch einer Objektivierung anhand psychopathologischer Merkmale zugänglich zu halten. Damit wurde die Psychiatrie zu einem exquisiten Modell für einen unvermeidlichen, ja notwendigen *methodischen* Dualismus im Blick auf die Erfassung psychologischer und somatischer Bereiche, der auf die Dauer nicht befriedigen konnte und bei dem nicht zu verharren war (Abb. 1).

Stets hat es Tendenzen zu einer *methodischen Polarisierung* gegeben, nachfolgend zu einer einseitigen Festlegung der psychiatrischen Fragestellungen auf nur physiologische, bzw. somatische oder nur psychologische Konzepte. Gerade die Psychiatriegeschichte des 19. Jahrhunderts zeigt, dass das Auseinanderfallen, die Separierung in psychologische und biologische Schulbildungen, in Psychiker oder Somatiker, zu Einseitigkeiten der Forschungsfragestellungen und der therapeutischen Hypothesen führte und damit die erstrebten klinisch-therapeutischen Fortschritte und Verbesserungen durch Nichtbeachtung soziopsychobiologischer Prozesse und Wechselbeziehungen verfehlte. Die klinischen Bemühungen der Psychiater im Paris des 19. Jahrhunderts belegen eindrucksvoll, dass es wesentlich auf eine *Zusammenführung* und schließlich *Synthese* physiologischer und psychologischer Erkenntnisse und Prozessabläufe ankommt. „Traitement moral" und „traitement physique", beide zunächst Ausdruck eines unterschiedlich akzentuierten *Naturalismus*, eines psychologischen und eines biologischen, sind ins Verhältnis zu setzen zu den eigentlichen klinischen Fragestellungen. Diese sind wesentlich vorgegeben durch die Krankheitslehre, wie sie sich im Laufe des 19. Jahrhunderts, zunächst klinisch vorbildlich in Frankreich, dann in Deutschland und in weiteren europäischen Ländern, herausgebildet hat (Abb. 1).

Das an sich notwendige und berechtigte Anliegen und Streben der Kliniker nach *Objektivierung* der seelischen Krankheiten ließ allerdings die zusätzlich erforderliche Einbeziehung des *Subjekts*, der Person des Patienten, mit seinen Bedürfnissen und Erlebnissen, damit die Notwendigkeit einer ganzheitlichen Betrachtungsweise des Menschen, außer Betracht. Im Rahmen des hohen ethischen und humanitären Anspruchs und auch dessen vorbildlicher Umsetzung im Sinne einer Sorge und Fürsorge für den seelisch Kranken seitens von Pinel und seiner Schüler, so auch von Esquirol, war dies weniger prekär, weil das klinische und ärztlich-humanitäre Engagement offensichtlich war. Dennoch meldete sich schon zu jener Zeit ein deutlicher Protest des Subjektes, der sich viel *expliziter* erst in der späteren antipsychiatrischen Strömung um die Jahrhundertwende[271] formierte. Der Aufschrei des Subjektes im Paris der Jahrhundertmitte des 19. Jh. fand seinen Ausdruck in einer künstlerischen Strömung, die sich als Gegenbewegung zu der Einführung einer klinisch-empirischen, primär auf Objektivierung des Seelischen bedachten Epistemologie verstand. Zeitgleich mit der romantischen Medizin in Deutschland wurde auch in Frankreich um die Erkenntnis des Kranken und der Krankheit unter Respektierung des *Subjekts* und seiner Gefühle, also der ganzen Person, gerungen.

In der pharmakopsychiatrischen Forschung und klinischen Praxis des 19. Jahrhunderts sind die *ontologischen* und *epistemologischen* Hauptströmungen in ihrer ganzen polarisierenden Wucht exemplarisch wirksam geworden. Sie führten zu charakteristischen Auseinandersetzungen und Belastungsproben für die wissenschaftliche Gemeinschaft. Stets gab es jedoch auch ein Bestreben nach Überbrückung der Widersprüche, um dem hohen Ziel gerecht zu werden, zu klinisch vertretbaren Forschungssynthesen und therapeutischen Handlungskonzepten zu gelangen. Epistemologisch entfalteten sich die Kontroversen um subjektivistische und objektivistische Grundpositionen (Abb. 1).

Praktisch-philosophisch und zugleich klinisch stellte sich unter der Leitidee der Objektivierung die Frage, wie zu einer gültigen Erkenntnis von *Krankheitsbildern* zu gelangen sei, während unter der Leitidee der Subjektivität in oft provokativem Kontrast betont wurde, dass nur auf diesem Wege ein Zugang zur Erkenntnis des *ganzen* Menschen gewonnen werden könne. Die klinisch-psychiatrische Schule von Paris nahm ab dem Ende des 18. Jahrhunderts wesentliche Impulse des englischen Empirismus und des Rationalismus der Aufklärung auf, bestärkt zusätzlich

---

[271] Kick 1982: Antipsychiatrie um 1900

durch die politischen Umwälzungen der Französischen Revolution. Der methodisch um Integration und Ausgleich bemühte, zugleich empirische und rationale Grundüberzeugungen vertretende Kreis um Pierre Jean Georges Cabanis (1799)[272]gewann großen Einfluss auf die klinische Forschung und Theoriebildung von Philippe Pinel (1801)[273]. Inhaltlich nahmen die klinischen Psychiater, aber auch die Kliniker anderer Teilbereiche der Medizin sowohl somatisch orientierte Forschungsansätze in der Tradition eines Giovanni Battista Morgagni (1761)[274] auf, wie auch reflextheoretische Modelle in der Tradition von John Brown (1735 bis 1788) und Albrecht von Haller (1757-1766)[275]. Letztere beeinflussten die klinischen Vorstellungen von François Joseph Victor Broussais (1828)[276] und seinen Schülern und bestärkten somatische Krankheitsvorstellungen auch im Bereich der Psychiatrie und Pharmakopsychiatrie. Die experimentellen Methoden der physiologischen Forschung, die von Marschall Hall (1837)[277] und von Claude Bernard (1865)[278] weiterentwickelt worden waren, gewannen im Weiteren auch im Bereich der psychiatrischen Konzeptbildung an Einfluss. Theoretisch bezogen sich die somatisch orientierten Psychiater als „*Somatiker*“ auf einen *biologischen* Naturalismus, der allerdings eine Suche nach anthropologischer Fundierung nicht ausschloss.[279]. Diesen standen die gleichfalls naturalistisch orientierten, jedoch auf *psychologischen* Vorstellungen fußenden, sogenannten *Psychiker* gegenüber. Zu ihnen zählte der vom „Psychodynamismus“ eines Georg Ernst Stahl (1708)[280] und dem Vitalismus der Schule von Montpellier inspirierte Felix Leuret (Abb. 1). In seinem vielzitierten Werk „Du traitement moral de la folie“(1840)[281], setzte er seine Systematik als „traitement moral“ einem bloß somatischen Behandlungsansatz („traitement physique“) entgegen. Von zentraler Bedeutung für die weitere Entwicklung in der Tradition eines Philippe Pinel und Jean Etienne Dominique Esquirol war es, dass bedeutende Kliniker stets bemüht blieben, unterschiedliche konzeptuelle Strömungen unter Zurückstellung dogmatischer Einseitigkeiten zusammen zu führen. Hinter der Erkenntnisbemühung um gültige Krankheitsbilder auf der Grundlage von Psychopathologie und Verlauf bei *gleichzeitiger* Berücksichtigung somatischer und psychischer Krankheitserklärungen und Therapieformen stand ein wesentlich aus dem Humanismus der Aufklärung gespeistes, um die Überwindung von Gegensätzlichkeiten bemühtes Engagement für das Leid der Pa-

---

[272] Cabanis 1799

[273] Pinel 1801, Traité médico-philosophique sur l'aliénation mentale

[274] Morgagni 1761, De sedibus et causis morborum

[275] Haller 1752

[276] Broussais 1828

[277] Hall 1837, Memoirs on the nervous system

[278] Claude Bernard 1865, Introduction à l'étude de la médecine expérimentale

[279] Esquirol 1838, Moreau de Tours 1845

[280] Stahl 1708

[281] Leuret 1840

tienten. In diesem klinischen Rahmen konnten dann viel eher die pharmakopsychiatrischen Fragestellungen bei gleichzeitiger Offenheit gegenüber psychologischen und sozialen Bedingtheiten oder Teilbedingtheiten der Erkrankungen durchgehalten werden.

In Deutschland verlief die Polarisierung in der zweiten Hälfte des 19. Jahrhunderts innerhalb der klinischen Praxis noch schroffer als in Frankreich. Den Psychikern wie Johann Christian Reil (1803)[282], Johann Christian August Heinroth[283], Ernst von Feuchtersleben[284], Karl-Wilhelm Ideler[285] standen die somatisch orientierten Psychiater wie Christian Friedrich Nasse[286], Maximilian Jakobi[287], Johannes Baptista Friedreich[288] gegenüber. Als zentrale praktische Herausforderung zeigte sich immer dringlicher, die klinisch-empirischen Erkenntnisse beider Schulen zu gewichten und zu einem integrativen Entwurf zusammen zu führen. Unter vorwiegend nosologischen Intentionen wurde dies durch Wilhelm Griesinger (1845)[289], Karl Ludwig Kahlbaum (1863)[290] und später Emil Kraepelin (1899)[291] unternommen (Abb. 1).

Der epistemologischen Leitidee, zu einer Objektivierung, hier im speziellen Falle einer Objektivierung psychiatrischer Krankheitsbilder zu kommen, stand auch in Frankreich gegenüber ein aus der klinischen Praxis erwachsendes Bemühen, zusätzlich die Subjektivität des Menschen als Zugang zur Erkenntnis des ganzen Menschen mit zu berücksichtigen. In den praktischen Ausgestaltungen dieses Bemühens sind in Deutschland vor allem Ärzte und Künstler, die der Romantik[292] nahe standen, zu nennen; aber auch in Frankreich gab es diese Tendenzen, die sich gegen das reduktionistische Moment einer reinen Objektivierung wandten. Durch frühe, in ihrem Beginn im 18. Jahrhundert verwurzelte Ansätze - zu nennen ist der „tierische Magnetismus“ von Franz Anton Mesmer (1779)[293], der ab 1778 in Paris weilte, und auch die homöopathischen Vorstellungen von Samuel Hahnemann (1810)[294], der ab 1835 in Paris tätig war - wurden Strömungen befördert, die die streng reduktionistische Methodik der rationalistischen Empiriker überschreiten wollten. Außerhalb der Klinik, jedoch an klinischen und psychopathologischen

[282] Reil 1803
[283] Heinroth 1816
[284] Von Feuchtersleben 1845
[285] Ideler 1848
[286] Nasse 1823
[287] Jakobi 1844
[288] Friedreich 1830
[289] Griesinger 1845
[290] Kahlbaum 1863
[291] Kraepelin 1899
[292] Kerner, Justinus, Die Seherin von Prevorst 1829 (2012)
[293] Mesmer 1779
[294] Hahnemann 1810

Themen durchaus interessiert, inspiriert von „ganzheitlich" zu nennenden Positionen, entwickelten sich künstlerische Subkulturen, die zum einen, wie im „Club des Haschichins" in Paris, psychologische Erfahrungen sammelten, die - naheliegend genug -, zunächst *mystisch-spiritualistisch* interpretiert wurden. Jacques Joseph Moreau de Tours (1840/1845)[295] dagegen verband die psychologischen Erfahrungsbildungen der Cannabis- bzw. Haschisch-induzierten Psychose mit *materialistischen* Grundüberzeugungen (Abb. 1). Für die psychologischen und psychopathologischen Forschungen war damit ein weites Terrain eröffnet, wie die bahnbrechenden Erfahrungen des Club des Haschichins zeigen. Hierzu gehörten Künstler und Literaten, unter ihnen prominente Namen wie Charles Baudelaire, Théophile Gautier, Honoré de Balzac, Gérard de Nerval, die sich im Hotel Pimodan auf der Insel Saint-Louis in Paris regelmäßig trafen, und nicht nur Haschisch, sondern auch andere Drogen erprobten. Die unter künstlerisch-spiritualistischen Vorzeichen gewonnenen empirischen Erfahrungen wurden von Jacques Joseph Moreau de Tours (1845)[296] materialistisch interpretiert und mit dieser Begründung in einen klinischen Zusammenhang gebracht. Seine Vorstellungen wurden später in die Konzepte der Modellpsychose (Kurt Beringer 1927[297], Hanscarl Leuner 1981[298]) und der Narkoanalyse (J. S. Horsley 1936)[299] aufgenommen und in unterschiedlicher Weise weiterentwickelt (vgl. Tab. 2, Kap. III). Die künstlerische, mystisch-spiritualistische Variante, die in einer gewissen Einseitigkeit den subjektivistischen Ansatz mit der Erkenntnis des ganzen Menschen gleichsetzte, vermochte, etwa im Bereich der Suggestionstherapie von Hippolyte Marie Bernheim (1886)[300] und der Hypnose als Therapieform und psychischer Analyse weiter zu wirken.

So standen sich zum Ende des 19. Jh. im Bereich der Medizin und Psychiatrie zum einen Konzeptualisten, nämlich Somatiker und Psychiker, weiterhin in polarer Spannung gegenüber. Ebenso dauerten aber auch die epistemologischen Einseitigkeiten bzw. Extrempositionen hinsichtlich ausschließlich *erstrebter* Objektivierung und ebenso ausschießlich vertretener Subjektivierung an. Gravierende, unter politischen und ideologischen Vorzeichen geführte Auseinandersetzungen einer späteren Zeit, die um die Mitte des 20. Jh. einen Höhepunkt in den Angriffen der sog. Antipsychiatrie auf die etablierte Psychiatrie erreichten, haben ihre Wurzeln in den ungelösten Dualitäten und Polaritäten der Wissenschaftslandschaft des 19. Jahrhunderts. Zu *Beginn* des 20. Jh. wurden sie öffentlich, bzw. allgemeinpolitisch manifest und immer deutlicher spürbar, so etwa in schroffen Auseinandersetzungen um 1909 durch revolutionär klingende antipsychiatrische Thesen in Heidelberg.[301]

---

[295] Moreau de Tours 1840; 1845
[296] Moreau de Tours 1845
[297] Beringer 1927
[298] Leuner 1981
[299] Horsley 1936
[300] Bernheim 1886
[301] Kick 1982, 1990

Nicht zuletzt durch dic umfassenden klinischen Konzepte eines Jean Martin Charcot 1877[302], in gewisser Weise auch Sigmund Freud 1885[303] und Pierre Janet 1889[304] verloren diese zunächst wieder an Attraktivität. Hinsichtlich des Einsatzes von psychologischen Methoden, aber auch von chemischen Substanzen, bzw. Medikamenten, bei seelischen Erkrankungen, sofern sie sich empirisch als wirksam erwiesen, waren so keine dogmatischen Einschränkungen mehr gegeben. Eine wichtige Konsequenz, die sich daraus ergab, war die, dass es hier bereits um ein Bemühen ging, ganzheitliche Konzepte zu entwickeln, die die Objektivierung nicht als einseitigen Reduktionismus betrieb, sondern unter Einbeziehung der Subjektivität des Menschen entwarf.[305] Dialog und Empathie ermöglichen Verstehen und damit den für den Psychiater so entscheidenden methodischen Schritt, Sinnzusammenhänge herzustellen und so auf den Weg der Begegnung mit dem anderen zu gelangen. Das methodische Verstehen hat sich im 19. Jahrhundert mit Friedrich Schleiermacher[306] lange vorbereitet, ehe es dann über Johann Gustav Droysen[307] als Methode der Geisteswissenschaften dem Erklären, als Methode der Naturwissenschaften, kontrastiert wurde. Bei Wilhelm Dilthey[308] gewann solches Verstehen für Fragen der Psychologie ein eigenständiges Gewicht, das Karl Jaspers[309] in der Allgemeinen Psychopathologie in seiner Unterscheidung der unterschiedlichen Verstehensformen für die Aufschließung des seelischen Lebens weiterentwickelt und differenziert hat.

Offen blieb allerdings die Frage, die jeden in der klinischen Praxis des Erkennens und Handelns Stehenden umtreiben musste, wie die idealistischen, resp. spiritualistischen Vorstellungen mit einer materialistischen Konzeptbildung zu einer realistischen Synthese, zusammengeführt werden könnten. Aldous Huxley (1954 und 1964), neben zahlreichen anderen Autoren, bemühte sich hier um eine „Versöhnung“[310]. Was von der künstlerischen, subjektivistischen Gegenströmung als Kritik hinsichtlich einer einseitigen klinischen Objektivierung als unverlierbares Regulativ bis heute wichtig blieb, ist ein steter Appell, *die klinisch-ganzheitliche Betrachtungsweise* nicht aus den Augen zu verlieren. Dies wird nicht erreicht werden können ohne ein Hören *zugleich* auf die *Subjektivität* des Kranken, den Dialog als Offerte und die *Beachtung objektivierbarer Merkmale*, denen sich die verallgemeinerbare Erfahrung zuordnen lässt. Fragen nach einer Synthese der unterschiedlichen Erkenntnisperspektiven sind unausweichlich, weil der klinisch und therapeutisch

---

302 Charcot 1877
303 Freud 1910
304 Janet 1889
305 Schipperges 1975, S. 34, als Intersubjektivität: Welt des Zwischen
306 Schleiermacher 1838
307 Droysen 1865
308 Dilthey 1894
309 Jaspers 1965, S. 255-260
310 Huxley 1954, 1964

Erkennende zum helfenden Handeln aufgerufen ist[311]. Es sind die Strukturen der *therapeutischen Situation*[312], die hier in den Blick kommen, die Orientierung geben, auch im Spannungsfeld von Extremsituationen, in denen Entscheidung und Handeln gefordert ist. Diese Überlegungen münden schließlich in eine existentielle, prozessdynamische Sichtweise, die auf einer Begegnung von Person zu Person basiert, wie sie später entwickelt und mit therapeutischer Intention in die Klinik transferiert worden ist[313].

---

311 V. Gebsattel 1953

312 Kick 2014, S. 45-60

313 Kick 2015

Literaturverzeichnis

Ackerknecht, Erwin Heinz: Kurze Geschichte der Psychiatrie. Stuttgart 1957

Ackerknecht, Erwin Heinz: Kurze Geschichte der Medizin. Stuttgart 1959

Aubert-Roche, Louis Rémy: De la peste ou typhus d'Orient. Paris 1843

Baillarger, Jules: Emploi de l'opium. Ann. méd.-psychol., Paris 1 (1855), S. 555-556

Bally, François Victor: Observations sur les effets thérapeutiques de la Morphine ou Narcéine. Mém. Acad. méd., Paris 1 (1823), S. 99-180

Balzac, Honoré de: Correspondances de 1819-1850. Paris 1876

Balzac, Honoré de: Oeuvres diverses. Paris (Louis Conard) 1938. „L'Opium". (La Caricature, 11 novembre 1830)

Balzac, Honoré de: Traité des excitants modernes. Paris 1839

Barudel, O.V.: Traitement de la migraine par le bromure de potassium. Gaz. hebd. méd., Paris 4 (1867), S. 771

Baruk, Henri: Psychiatrie morale expérimentale individuelle et sociale. Paris 1950

Baruk, Henri: Traité de psychiatrie. Paris 1959

Baudelaire, Charles: Du vin et du haschisch, comparés comme moyens de multiplication de l'individualité. Paris 1851 (Neudruck: Paris 1966, Garnier-Flammarion 89)

Baudelaire, Charles: Les paradis artificiels. Paris 1860 (Neudruck: Paris 1966, Garnier-Flammarion 89)

Bayle, Antoine Laurent Jessé: Traité des maladies du cerveau et de ses membranes. Maladies mentales. Paris 1826

Bazin, Pierre Antoine Ernest: De l´emploi du bromure de potassium dans l´épilepsie et dans un cas de méningite. Gaz. hôp., Paris (1865), S. 137-138

Bécoulet, Auguste Stanislas: Considérations sur l´emploi de l´opium dans la manie. Thèse Strasbourg 1866. Bericht in: J. méd. Ment., Paris 6 (1866), S. 314-317

Bécoulet, Auguste Stanislas: De l´emploi du bromure de potassium dans la folie épileptique. Ann. méd.-psychol., Paris 1 (1869), S. 238-247

Belhomme, Jacques Etienne: Réflexions sur le traitement des aliénés. Paris 1845

Benkert, Otto; Hippius, Hanns: Kompendium der Psychiatrischen Pharmakotherapie. Berlin. Springer 2016

Beringer, Kurt: Der Meskalinrausch. Berlin 1927

Bernard, Claude: Recherches expérimentales sur l´opium et ses alcaloides. Académie des Sciences 59 (1864), S. 406-415

Bernard, Claude: Introduction à la Médecine Expérimentale. Paris 1865 (Neudruck: Paris 1966, Garnier Flammarion 85)

Bernard, Claude: Des effets physiologiques de la morphine et de leurs combinaisons avec ceux du chloroforme. Bull. gén. thérap., Paris 77 (1869), S. 241-256

Bernheim, Hippolyte Marie: De la suggestion et de ses applications à la thérapeutique. Paris 1886

Berthault, J.M.E.: Du haschisch, son histoire, ses effets physiologiques et thérapeutiques. Thèse Paris 1854

Berthier, Pierre: Des eaux minérales dans le traitement de la folie. J. méd. ment., Paris 4 (1864), S. 248-256

Berthier, Pierre: De l´acide prussique comme hypnogène. J. méd. ment., Paris 4 (1864), S. 258-260

Berthier, Pierre: Le sommeil procuré par le haschisch (formule du haschisch comme hypnotique). Gaz. hôp., Paris 1867, S. 387

Berthier, Pierre: Essais sur les propriétés hypnotiques du haschisch dans les maladies mentales. J. méd. ment., Paris 8 (1868), S. 432-436

Bigot, O.V.: De l´influence de la Digitale à petite dose sur l´agitation maniaque, particulièrement chez les épileptiques. Ann. méd.-psychol., Paris 12 (1874), S. 179-194

Billod, Louis Antoine Eugène: Observation de mélancolie… Guérison de l´hallucination par le Datura stramonium, et de la mélancolie devenue intermittente par le sulfate de quinine. Ann. méd.-psychol., Paris 3 (1844), S. 308-311

Billod, Louis Antoine Eugène: Considérations médicophychologiques sur le traitement de la folie. Thèse Paris 1846

Binder, E.: Des indications de l´opium dans les différentes formes d´aliénation mentale. Thèse Strasbourg 1856

Binet-Sanglé, Charles: L´épilepsie chez Gustave Flaubert. Chron. méd., Paris (1900), S. 644-650

Blache, O.V.: Observation d´hystéro-épilepsie guérie. Bull. gén. thérap., Paris 67 (1864), S. 556-559

Blankenburg 1978: S. 17: Eine dem Menschen gemäße Wissenschaft stützt sich auf eine Metho-dologie von „Ent-sprechen" und untrennbar davon auf ein ethisches „Ver-antworten".

Bleuler, Manfred: Dementia praecox oder Gruppe der Schizophrenien. In: Aschaffenburg G (Hrsg). Handbuch der Psychiatrie. Deuticke, Leipzig Wien 1911

Bleuler, Manfred: Lehrbuch der Psychiatrie. Berlin, Heidelberg, New York 1966

Boor, Wolfgang de: Psychiatrische Systematik. Ihre Entwicklung in Deutschland seit Kahlbaum. Berlin, Göttingen, Heidelberg 1954

Boor, Wolfgang de: Psychopharmakologie – Möglichkeiten, Methoden, Grenzen. Münchener medizinische Wochenschrift 103 (1961), S. 1624-1628

Bordeu, Théophile de; Barthez, Paul-Joseph: Schule von Montpellier. Nouveaux éléments de la science de l'homme. 2 ed. Paris 1806

Bordier, A.: De l´emploi des médicaments dans l´aliénation. J. thérap., Paris 4 (1877), S. 251-271

Bouisson, Etienne Frédéric: Traité théorique et pratique de la méthode anesthésique. Paris 1850

Brierre de Boismont, Alexandre: Des hallucinations. Paris 1852

Briquet, Paul: Académie de Médecine. Séance du 4 Avril. Sulfate de Quinine à haute dose. Gaz. méd., Paris 11 (1843), S. 225-226, 421-422

Briquet, Paul: Traité Thérapeutique du Quinquina et de ses préparations. Paris 1853

Broussais, François Joseph Victor: De l´Irritation et de la Folie, ouvrage dans lequel les rapports du physique et du moral sont établis sur les bases de la Médecine Physiologique. Paris 1828

Brown, John: Elementa medicinae. Edinburgh 1780

v. Brücke, Franz Theodor und Hornykiewicz, Oleh: Pharmakologie des Psychopharmaka. Berlin, Heidelberg, New York 1966

Brun, F. E.: Recherches cliniques sur le traitement de l´excitation maniaque par l´opium. Thèse Lyon 1880

Cabanis, Pierre Jean Georges: Traité du Physique et du Moral de l´Homme. Paris 1799

Calmell, Louis Florentin: Traité des maladies inflammatoires du cerveau. Paris 1859

Cashman, John: LSD. Die „Wunderdroge". Frankfurt/M. – Berlin (1966) 1967

Charcot, Jean Martin: Leçons sur les Maladies du Système nerveux. Paris 1877

Charcot, Jean Martin: Leçons du mardi, Paris 1888-1889

Clouard, Henri: La destinée tragique de Gérard de Nerval. Paris 1929

Daremberg, Charles Victor: Histoire des Sciences Médicales. Paris 1870

Debout, Emile: Ethérisation. Bull. Gén. thérap., Paris 41 (1851), S. 46-47

Debout, Emile: Vertu hypnotique du bromure de potassium. Bull. Gén. thérap., Paris 67 (1864), S. 97-108

Déchambre, Amédée: Dictionnaire encyclopédique des Sciences Médicales. Paris 1881

Delasiauve, Louis Jean François: Du traitement de l´aliénation mentale. J. Méd. Ment., Paris 8 (1868), S. 321-335

Delay, Jean, Deniker Paul: Colloque international sur la Chlorpromazine et les médicaments neuroleptiques en thérapeutique psychiatrique. Paris, Octobre 1955. Encéphale, Numéro spécial 1956

Delfrayssé, Jean-François: Affections morales et intellectuelles. Leur Traitement par les sels de Morphine. Courrier méd., Paris 17 (1867), S. 228

Demeurat, O.V.: Bons effets du bromure de potassium dans un cas d´épilepsie. Bull. gén. thérap., Paris 69 (1865), S. 329

Descartes, René: Discours de la Méthode. Leyde 1636 (Neudruck: Paris 1966, Garnier Flammarion S. 109)

Désormeaux, Antonin Jean: Nouveau cas de Tétanos traumatique guéri par l´opium à haute dose. Bull. gén. thérap., Paris 66 (1864), S. 32-35

Diepgen, Paul: Geschichte der Medizin. Berlin 1949-1955

Dilthey, Wilhelm: Ideen über eine beschreibende und zergliedernde Psychologie, 1894, in: Gesammelte Schriften. Bd. 5, Stuttgart 1990, S. 139-240

Donaud, O.V.: Emploi de la teinture du cannabis indica dans l´alcoolisme. Bull. gén. thérap., Paris 77 (1869), S. 91

Dorvault, F.: Du Haschisch. Chimie et Pharmacie. Bull. gén. thérap., Paris 35 (1848), S. 360-366

Droysen, Johann Gustav: Grundriß der Historik, Leipzig 1868

Du Camp, Maxime: La maladie de Flaubert. Chron. Méd., Paris 3 (1896), S. 584-587

Düsing, Edith: Eros-Anbetung und Leibverachtung. Zur Gender-Problematik als Orientierungsdefizit der Postmoderne. In: Kick, Hermes A., Schmitt, Wolfram (Hg.): Leib und Leiblichkeit als Krisenfeld in Psychopathologie, Philosophie, Theologie und Kunst. Ansätze zu einer interdisziplinären Anthropologie von Entsprechen und Verantworten. Darin: Gefährdete Leiblichkeit – Postmoderne Orientierungsdefizite und philosophische Neuorientierung. Berlin 2015, S. 105 - 123

Dumesnil, Edouard Jean Baptiste und Lailler, A.: De l´association de la digitale à l´opium contre l´excitation dans diverses formes d´aliénation mentale. Ann. méd.-psychol., Paris 11 (1868), S. 70-76

v. Engelhardt, Dietrich; Gierer, Alfred: Georg Ernst Stahl (1659-1734) in wissenschaftshistorischer Sicht. Heidelberg 2000

Engelken, Friedrich: Die Anwendung des Opiums bei Geisteskrankheiten und einigen verwandten Zuständen. Allg. Zschr. Psychiatr., Berlin 8 (1851)

Engelken, Friedrich: (Bericht ohne Titel). Annal. méd.-psychol., Paris 1855, S. 140

Esquirol, Jean Etienne Dominique: Des maladies mentales considérées sous le rapport médical, hygiénique et médico-légal. Paris 1838

Ey, Henri: Etudes Psychiatriques. Paris 1948

Ey, Henri: Etudes Psychiatriques. Paris 1952

Ey, Henri: Etudes psychiatriques, 1948 – 1953, Bd I-III

Ey, Henri; Bernard Paul; Brisset Charles: Manuel de Psychiatrie. Paris 1989

Falret, Jean Pierre: De l´aliénation mentale. Paris 1838

Falret, Jean Pierre: Du délire. Paris 1839

Falret, Jean Pierre: Folie circulaire. 1851. Zit. n. Baillarger 1854

Falret, Jean Pierre: De l´emploi du Bromure de Potassium à haute dose chez les Epileptiques de l´hospice de Bicêtre (1870). Ann. méd.-psychol., Paris 5 (1871), S. 161-175

Feuchtersleben, Ernst von: Diätetik. Wien 1838

Feuchtersleben, Ernst von: Lehrbuch der ärztlichen Seelenkunde. Wien: Gerold 1845

Flourens, Marie-Jean-Pierre: Note touchant l´action de l´éther sur les centres nerveux. Compt. rend. Acad. sc., Paris 24 (1847), S. 340-344

Forget, Charles Polydore: Du Délirium tremens et de son traitement par les vomitifs et par l´opium. Bull. gén. thérap., Paris 15 (1838), S. 82-87

Forget, Charles Polydore: Clinique de l´opium. Bull. gén. thérap., Paris 49 (1855), S. 49-61, 145-157

Foville, Achille (fils): Nomenclature et Classification des Maladies mentales. Ann. méd.-psychol., Paris 8 (1872), S. 5-35

Freud, Sigmund: Traumdeutung, Wien 1899

Freud, Sigmund: Vorlesung zur Einführung in die Psychoanalyse. 1910, 1922

Friedreich, Johannes Baptista: Versuch einer Literärgeschichte der Pathologie und Therapie der psychischen Krankheiten. Würzburg: Strecker 1830

Gasselin, Alfred: Du brome et des bromures. Thèse Paris 1867

Gaudry, Christian: Des injections de sulfate d´atropine dans le traitement des névralgies. Thèse Paris 1863

Gautier, Théophile: Description des effets du Haschisch, par un feuilletonniste de la Presse. Ann. méd.-psychol., Paris 1843, S. 490-493

Gautier, Théophile: Feuilleton de La Presse. La Presse 9. Déc. 1843

Gautier, Théophile: Le Club des hachichins. Revue des Deux Mondes 16 (1846), S. 520-535

Gavarret, Jules: Principes généraux de statistique médicale. 1840, Paris

Gebsattel, Victor Emil von: 1953

Gebsattel, Victor Emil von: Prolegomena zu einer medizinischen Anthropologie. Berlin, Göttingen, Heidelberg 1954

Georget, Etienne Jean: De la folie. Paris 1820

Georget, Etienne Jean: De la Physiologie du Système nerveux et spécialement du cerveau. Paris 1821

Gerl-Falkovitz, Hanna-Barbara: Fließende Identität? Gender in kritischer Sicht. In: Kick, Hermes A., Schmitt, Wolfram (Hg.): Leib und Leiblichkeit als Krisenfeld in Psychopathologie, Philosophie, Theologie und Kunst. Ansätze zu einer interdisziplinären Anthropologie von Entsprechen und Verantworten. Darin: Gefährdete Leiblichkeit – Postmoderne Orientierungsdefizite und philosophische Neuorientierung. Berlin 2015, S. 87 – 103

Giebelmann Rolf, Zöllner Helmut: J. J. Moreau de Tours– Arzt und Toxikologe. T + K (2004) 71 (2): 161

Griesinger, Wilhelm: Die Pathologie und Therapie psychischer Krankheiten. Stuttgart 1845 (Braunschweig 1871)

Griesinger, Wilhelm: die Pathologie und Therapie der psychischen Krankheiten für Aerzte und Studirende. 4. Aufl. Wreden, Braunschweig 1876 (1. Auflage: Krabbe, Stuttgart 1845)

Grimaux, Eduard: Du haschisch ou chanvre indien. Thèse Paris 1865

Gubler, Adolphe: Puissance sédative du bromure de potassium. Bull. gén. thérap., Paris 67 (1864), S. 5-17, 49-58

Gubler, Adolphe: Observation de chorée guérie par le bromure de potassium. Gaz. hebd. méd., Paris (1865), S. 427

Guislain, Joseph: Traité sur les Phrénopathies. 1833

Guislain, Joseph: Neue Lehre von den Geistesstörungen (Phrenopathien). Nürnberg (1833) 1838

Hahnemann, Samuel: Organon der rationellen Heilkunde, Dresden 1810

Hall, Marshall: Memoirs on the nervous system 1837

Haller, Albrecht v.: De partibus corporis humani sensilibus et irritabilibus. 1752

Haller, Albrecht v.: Mémoire sur la nature sensible et irritable des parties du corps animal. Lausanne 1756

Haller, Albrecht v.: Elementa Physiologiae corporis humanae. Neapel 1757-1766

Heinroth, Johann Christian August: Lehrbuch der Störungen des Seelenlebens, 2 Theile. Leipzig: Vogel 1816

Hippius & Benkert seit 1974

Horsley, J. S.: Psycho-analysis. J. Ment. Sci. 82, 416 (1936)

Horsley, J. S.: Narkoanalyse. Oxford 1943

Huette, Georges: Précis iconographique de médecine opératoire et d'anatomie chirurgicale 1850; Dissertation 1850

Huette, Georges: Histoire thérapeutique du bromure de potassium. 1878

Huxley, Aldous: (1954) 1954/1964

Huxley, Aldous: Die Pforten der Wahrnehmung – Meine Erfahrung mit Meskalin. München 1964

Ideler, Carl Wilhelm: Der Wahnsinn in seiner psychologischen und socialen Bedeutung erläutert durch Krankengeschichten. Bremen: Schlodtmann 1848

Jacobi, Maximilian: Die Hauptformen der Seelenstörungen in ihren Beziehungen zur Heilkunde. Leipzig:Weidmann 1844

Janet, Pierre: L´Automatisme psychologique. Paris 1889

Janzarik, Werner: Themen und Tendenzen der deutschsprachigen Psychiatrie. Berlin, Heidelberg 1974

Jaspers, Karl: Allgemeine Psychopathologie, Berlin 1913, 1965

Jungaberle, Henrik, Gasser, Peter, Weinhold, Jan: Therapie mit psychoaktiven Substanzen, Berlin 2008

Kahlbaum, Karl Ludwig: Die Gruppirung der psychischen Krankheiten und die Eintheilung der Seelenstörungen. Danzig 1863

Kendell, Robert E.: Die Diagnose in der Psychiatrie. Stuttgart 1978

Kerner, Justinus: Die Seherin von Prevorst. Tübingen und Stuttgart 1829 (2012)

Kick, Hermes: Der Forschungsansatz Kraepelins aus der Sicht seiner klinischen Praxis. Fortschr. Neurol. Psychiat. 49 (1981) 259-264 (a)

Kick, Hermes: Die Dichotomie der idiopathischen Psychosen. Nervenarzt 52: (1981) 522-524 (b)

Kick, Hermes: Antipsychiatrie um 1900: Zur Tradition des Konfliktes zwischen Psychiatrie und Presseberichterstattung. Nervenarzt 53: (1982) 299-300

Kick, Hermes: Das Kunstwerk als Paradigma in der Psychotherapie der Psychosen. Daseinsanalyse (1987) 141-154

Kick, Hermes: Antipsychiatrie und die Krise im Selbstverständnis der Psychiatrie. Fortschritte der Neurologie Psychiatrie 58: (1990) 367-374

Kick, Hermes: Psychopathologie und Verlauf der postakuten Schizophrenie. Berlin, Heidelberg 1991

Kick, Hermes: Das Verhältnis von therapeutischer Identität und Rolle im institutionellen Spannungsfeld als ethisches Grundproblem. Dynamische Psychiatrie 216 (2006) 35-49

Kick, Hermes: Die therapeutische Situation. Handlungsfeld zwischen Macht und Ohnmacht, Gewalt und friedensstiftender Form. In: Kick, Hermes A., Sundermeier, Theo (Hg.): Gewalt und Macht in Psychotherapie, Gesellschaft und Kunst. Berlin 2014, S. 45-60

Kick, Hermes: Grenzsituationen, Krisen, kreative Bewältigung. Heidelberg 2015

Kick, Hermes, Schmitt, Wolfram (Hg.): Leib und Leiblichkeit als Krisenfeld in Psychopathologie, Philosophie, Theologie und Kunst. Ansätze zu einer interdisziplinären Anthropologie von Entsprechen und Verantworten. Berlin 2015

Kielholz, Paul: Psychiatrische Pharmakotherapie iin Klinik und Praxis. Bern 1965

Kieninger, Michael: Narkoanalyse. Historische und rechtliche Aspekte des Einsatzes von Wahrheitsdrogen. Frankfurt 2011

Kolle, Kurt: Psychiatrie. Ein Lehrbuch für Studierende und Ärzte. Stuttgart 1961

Kraepelin, Emil: Beeinflussung einfacher psychischer Vorgänge durch Arzneimittel. Jena 1892, Norderstedt 2015

Kraepelin, Emil, 1893: Psychiatrie. Ein Lehrbuch für Studierende und Ärzte.

Kraepelin, Emil, 1899: Psychiatrie. 6. Aufl. Ein Lehrbuch für Studierende und Ärzte. Leipzig

Kuhn, Roland: Über die Behandlung depressiver Zustände mit einem Iminodibenzylderivat (G22355). Schweiz. Med. Wochenschr. 87, 35/36: 1135-1140 (1957)

Kuschinsky, Gustav; Lüllmann, Heinz: VI. Kurzes Lehrbuch der Pharmakologie. Stuttgart 1967

Laignel-Lavastine, Maxime Paul Marie: Histoire Générale de la Médecine, de la Pharmacie, de l'art dentaire, et de l'art vétérinaire. (1936) 1949

Legrand du Saulle, Henri: Pronostic et traitement de l'Epilepsie. Paris 1869

Lehfeldt: Die medicamentöse Behandlung der Geisteskrankheiten – Eine geschichtliche Studie. 1890

Leuner, Hanscarl: Die experimentelle Psychose. Heidelberg, Berlin, Göttingen 1962

Leuner, Hanscarl: Halluzinogene, Psychische Grenzzustände in Forschung und Psychotherapie. Bern 1981

Leuret, François: Du Traitement moral de la Folie. Paris 1840

Lewin, Louis: 1888 (Meskalin) darin ad: 1888 „Anhalonium lewinii". Lehrbuch der Toxikologie. Wien 1897

Liebreich. Oskar: Das Chloralhydrat, ein neues Hypnoticum und Anaestheticum. Berlin 1869

Lisle, Pierre Egiste: Du traitement de la congestion cérébrale et de la folie avec congestion et hallucination par l´acide arsénieux. Paris 1870

Louis, Pierre Charles Alexandre: Die numerische Methode. Houghton Mifflin Company: The Houghton Mifflin Dictionary of Biography. Houghton Mifflin Harcourt 2003, S. 954

Lunier, Ludger Jules Joseph: De l´emploi de la médication bromo-iodurée dans le traitement de l´aliénation mentale et de la paralysie générale progressive. Paris 1853

Mac-Gavin, o.V.: Sur l´emploi du Chloroforme dans l´aliénation mentale. Bull. gén. thérap., Paris 35 (1848), S. 517-518

McHugh, Paul R., Slavney, Phillip R.: Psychiatrische Perspektiven – Eine methodologische Einführung. Berlin, Heidelberg 1986

Marcé, Louis Victor: Observation de mélancolie traitée et guérie par l´opium à haute dose. Ann. méd.-psychol., Paris 3 (1857), S. 230-235

Marcé, Louis Victor: Traité de la folie des femmes enceintes. Paris 1858

Marcé, Louis Victor: Traité pratique des maladies mentales. Paris 1862

Marchand, René: Etude physiologique et thérapeutique sur le bromure de potassium. Thèse Paris 1868

Martin-Damourette, Félix Antoine et Pelvert: Etude expérimentales sur l´action physiologique du bromure de potassium. Bull. gén. thérap., Paris 73 (1867), S. 241-256, 289-301

Masbrenier, Ad. Lucien: Du traitement de l´excitation et de la stupeur dans diverses formes de l´aliénation mentale. Thèse Paris 1873

M´Donnel, Robert: Recherches sur le Bromure de potassium. Paris 1850

Maupassant, Guy de: Le Horla. Paris 1887

Max-Simon, O.V.: Du Traitement de l´épilepsie par le bromure de potassium. Bull. gén. thérap., Paris 77 (1869), S. 506-514

Mégevand, Alphonse: Etude de Physiologie expérimentales. Aciton de la Digitale et de la Digitaline. Thèse Paris 1872

Mesmer, Franz Anton: Mémoire sur la découverte du magnétisme animal, Genf, Paris 1779

Michéa, Claude François: Le matérialisme réfuté à l´aide d´arguments empruntés à l´histoire naturelle, à la physiologie et à la médecine. 1850.

Michéa, Claude François: Du délire des Sensations. Paris 1851

Michéa, Claude François: Recherches expérimentales sur l´emploi de l´opium dans le traitement de l´aliénation mentale. Gaz. méd., Paris 1853, S. 46-50, 111-115, 147-150

Michéa, Claude François: Recherches expérimentales sur l´emploi comparé des principaux agents de la médication stupéfiante dans le traitement de l´aliénation mentale. Paris 1857.

Michéa, Claude François: Du pronostic de l´épilepsie et du traitement de cette maladie par le valérianate d´atropine. 1858.

Michéa, Claude François: Du traitement de la Lypémanie ou folie mélancolique. Extrait de la Rev. thérap. méd.-chir., Paris 1859

Miller, J.: Détails curieux sur la découverte du chloroforme. Bull. gén. thérap., Paris 36 (1849), S. 48

Moreau de Tours, Jacques Joseph: De l´Influence du Physique relativement au désordre des facultés intellectuelles, et en particulier dans cete variété du délire désignée par M. Esquirol sous le nom de Monomanie. Thèse Paris 1830

Moreau de Tours, Jacques Joseph: De la Folie raisonnante envisagée sous le point de vue médico-légal. Paris 1840

Moreau de Tours, Jacques Joseph: Etudes physiologiques sur la folie. Paris 1840

Moreau de Tours, Jacques Joseph: Mémoire sur le traitement des hallucinations par le datura stramonium. Gaz. méd., Paris 9 (1841), S. 641-647, 673-680

Moreau de Tours, Jacques Joseph: Du haschisch et de l´aliénation mentale. Paris 1845

Moreau de Tours, Jacques Joseph: Manie durant six mois. Emploi de l´opium. Guérison rapide. Ann. méd.-psychol., Paris 1 (1845), S. 312-314

Moreau de Tours, Jacques Joseph: De l´étiologie de l´épilepsie et de son traitement. 1845

Moreau de Tours, Jacques Joseph: De l´Identité de l´état de rêve et de la folie. Paris 1855

Moreau de Tours, Jacques Joseph: Insuccès du bromure de potassium dans le traitement de l´épilepsie. Union médicale, journal des intérêts scientifiques et pratiques… 26 (1865), S. 40-43

Moreau de Tours, Jacques Joseph: Traité pratique de la folie névropathique (vulgo hystérique). Paris 1869

Morel, Bénédicte Auguste: De l´éthérisation dans la folie, au point de vue du diagnostic et de la médecine légale. Arch. Gén. méd., Paris 1 (1854), S. 129-146

Morel, Bénédicte Auguste: Traité des Maladies mentales. Paris 1860

Morgagni, Giovanni Battista: De sedibus et causis morborum, Venedig 1761

Nasse, Christian Friedrich: Die Aufgaben der Anthropologie. Z. Anthrop. 1, 1-29 (1823)

Nerval, Gérard de: Oeuvres complètes. Voyage en Orient. Paris 1867, 1868

Neuburger-Pagel: Geschichte der Medizin. Jena 1905

Newland, Constance A.: Myself and I, New York, 1962

Orfila, Mathéo José Bonaventure: Eléments de Chimie appliquée à la médecine et aux Arts. Paris 1836

Padioleau de (Nantes) Aristide: Considérations thérap. sur le délire nerveux et son traitement par les opiacés. Bull. gén. thérap., Paris 18 (1840), S. 346-354

Parchappe de Vinay, Jean Baptiste Maximilien: (Académie des Sciences) Action tonique de l´éther sulfurique. Ann. méd.-psychol., Paris 10 (1847), S. 45-46

Parchappe de Vinay, Jean Baptiste Maximilien: De l´action tonique de l´éther sulfurique. Ann. méd.-psychol., Paris 11 (1848), S. 159-180

Pauly, Alphonse: Bibliographie des Sciences Médicales. Paris 1874

Personne, Jacques: Rapport sur le concours relatif à l´analyse du chanvre, présenté au nom de la Société de Pharmacie par M. Robiquet. J. pharmacie chim., Paris 31 (1857), S. 46-51

Pinel, Philippe: Traité médicophilosophique sur l´aliénation mentale. Paris 1801

Poe, Edgar Allan. Ligeia. Bérénice

Pöldinger, Walter und Paul Schmidlin: Index Psychopharmacorum 1966. Bern, Stuttgart 1966

Pöldinger, Walter: Kompendium der Psychopharmakotherapie. Grenzach 1967

Polli, Giovanni: Du Haschisch dans la rage (The medical Press and Circular (1869), S. 476). Mouvem. Méd., Paris 1870, S. 69-70

Polli, Giovanni: Des adjuvants et des antidotes du haschisch. Lyon méd. 7 (1871), S. 169

Portal, Antoine: Observations sur la rage. Yverdon 1779

Portal, Antoine: Observations sur la nature et le traitement de l´épilepsie. Paris 1827

Prentiss, D.W. and Morgan, F.P.: Anhalonium Lewinii (Mescal Buttons): A study of the drog with especial reference to its physiological action upon man with report of experiments. Therap. Gaz. (USA), 9 (1895), S. 577

Pury, O.V.: Opium á hautes doses dans le tétanos (als Bericht. Original: Echo méd. Suisse et Un. méd. 1862). Bull. gén. thérap., Paris 62 (1862), S. 184

Quincey, Thomas de: Confessions of an English Opium-Eater. London 1822

Rames, Jean Baptiste: Etudes sur les effets anesthésiques et thérapeutiques du bromure de potassium. Thèse Paris 1850

Rayer, Pierre: Mémoire sur le Delirium Tremens. Paris 1819

Reil, Johann Christian: Rhapsodieen über die Anwendung der psychischen Curmethode auf Geisteszerrüttungen. Halle: Curth 1803

Reissner, Ernst: Injections médicamenteuses hypodermiques chez les aliénés. Ann. méd.-psychol., Paris 12 (1969), S. 279-283

Richet, Charles: L´Homme et l´intelligence. Paris 1883

Robertson, Charles A. Lockhart: Traitement de la manie par la digitale (Mental science jan. 1864). Ann. méd.-psychol., Paris 9 (1867), S. 510-513

Roth, Gottfried: Psychopharmakon, hoc est: medicina animae (1548). Confin. Psychiatr. 7 (1964), S. 179.

Rouband, Felix: Traité de l´impuissance et de la stérilité. Paris 1855

Ruff, Marcel A.: Introduction: zu „Les paradis artificiels" (Garnier Flammarion 89) Paris 1966

Saint-Genez, O.V.: De la Morphine comme moyen de combattre les accidents produits par l´éther. Ann. méd.-psychol., Paris 11 (1848), S. 125

Sauvet, Jean-Jacques: (Moreau de Tours, Jacques J.) Manie durant six mois. Emploi de l´opium. – Guérison rapide. Ann. méd.-psychol., Paris 1 (1845), S. 312-314

Sauvet, Jean-Jacques: De l´inhalation de l´éther et de ses effets psychologiques. Expérimentation personelle. Ann. méd.-psychol., Paris 10 (1847), S. 467-470

Schiller, Joseph: Claude Bernard et les problèmes scientifiques de son temps. Paris 1967

Schipperges, Heinrich: Zur Einführung statistischer Methoden in Medizin und Biologie. In: Die Kapsel 27 (1971), Eberbach/Baden, S. 1115-1125

Schipperges, Heinrich: Psychiatrische Konzepte und Einrichtungen in ihrer geschichtlichen Entwicklung. In: Kisker, K. P.; Meyer, J. E.; Müller, C.; Strömgren, E.: Psychiatrie der Gegenwart. Bd. 3. S. 1-38. Berlin, Heidelberg, New York 1975

Schleiermacher, Friedrich: Hermeneutik und Kritik, Berlin 1838

Schüle, Heinricht: De l´influence qu´exercent certains médicaments sur les vaisseaux de l´encéphale. Gez. Méd., Paris (1874), S. 628

Selbach, Helmut: Über die vegetative Dynamik in der psychiatrischen Pharmakotherapie. Dtsch. Med. Wschr. 12 (1961), S. 511

Semelaigne, Louis René: Philippe Pinel et son oeuvre au point de vue de la médecine mentale. Paris 1888

Semelaigne, Louis René: Les Grands aliénistes français. Paris 1894

Semelaigne, Louis René: Aliénistes et Philanthropes. Paris 1912

Semelaigne, Louis René: Les Pionniers de la Psychiatrie Française avant et après Pinel. Paris 1930, 1932

Sigerist, Henry, E.: Große Ärzte. München 1959

Singer, Charles: A Short History of Medecine. Oxford 1962

Snell, Ludwig: Über Monomanie als primäre Form der Seelenstörung. Allg. Z. Psychiat. 22 (1865)

Société médico-psychologique: Du bromure de potassium dans l´épilepsie. Ann. méd.-psychol., Paris 10 (1867), S. 103-110

Société médico-psychologique: Compte rendu de la Séance du 28 juin 1870. Annal. méd.-psychol., Paris 5 (1871), S. 221-230

Société médico-psychologique: Compte rendu de la Séance du 27 mai 1872. Ann. méd.-psychol., Paris 8 (1872), S. 243-246

Stahl, Georg Ernst: Theoria medica Vera (3 Bd.). Halle 1708

Szerlecki, Wladyslaw Alfred: De l´emploi de l´opium à haute dose dans le traitement du Délire Tremblant. Bull. gén. thérap., Paris 16 (1839), S. 176-179

Trousseau, Armand et Pidoux, Hermann: Traité de Thérapeutique et de Matière Médicale. Paris 1836, 1851, 1875

Trousseau, Armand: Nevralgie épileptiforme; traitement palliatif par l´opium. Annal. méd.-psychol., Paris 5 (1853), S. 500-501

Vigouroux, Romain: Utilité du bromure de potassium dans le nervosisme. Bull. gén. thérap., Paris 67 (1864), S. 202-209

Vigouroux, Romain: Du traitement de certaines formes d´épilepsie ou d´hystérie par le bromure de potassium. Gaz. hôp., Paris (1864), S. 463

Villard, Ferdinand: Du Haschisch. Thèse Paris 1872

Voisin, Auguste Félix: Des Causes morales et physiques des maladies mentales. Paris 1826

Voisin, Auguste Félix: Du traitement intelligent de la folie. Paris 1847

Voisin, Auguste Félix: Recherches cliniques sur le traitement de l´épilepsie par le bromure de potassium. Bull. gén. thérap., Paris 71 (1866), S. 97-112, 145-167

Voisin, Auguste Félix et Henri Liouville: Des phénomènes physiologiques produits par le curare chez l´homme (1866). Ann. méd.-psychol., Paris 1 (1869), S. 496

Voisin, Auguste Félix: De l´influence du bromure de potassium sur la force excito-motrice de la moelle et du moyen de reconnaître l´état de cette force. Ann. méd.-psychol., Paris 10 (1867), S. 103-110

Voisin, Auguste Félix: (a). Bull. gén. thérap., Paris 28. Febr. 1870

Voisin, Auguste Félix: (b). Bull. gén. thérap., Paris 15. März 1870

Voisin, Auguste Félix: Etude historique et thérapeutique sur le bromure de potassium. Arch. Gén. méd., Paris 21 (1873), S. 35-53, 175-191

Voisin, Auguste Félix et Henri Liouville: Accidents aigus et chroniques produits par le haschisch chez les animaux. 1873

Voisin, Auguste Félix: Du traitement curatif de la folie par le chlorhydrate de morphine. Bull. gén. thérap., Paris 86 (1874), S. 49-54, 115-122, 154-164, 203-214, 296-309

Voisin, Auguste Félix: Traitement de la folie par les injections souscutanées. 1875

Voisin, Auguste Félix: De l´emploi du bromure de potassium dans les maladies nerveuses. Mém. Acad. méd., Paris 31 (1875), S. 1

Voisin, Auguste Félix: Traité de la paralysie générale des aliénés. Paris 1879

Vulpian, Edme. Félix Alfred: Sur quelques-uns des dangers de l´administration du bromure de potassium à hautes doses. Bull. thérap., Paris 78 (1870), S. 282-283

Zaepfel, Emile: De l´action physiologique et thérapeutique du bromure de potassium. Thèse Paris 1869

Vita

Hermes Andreas Kick ist Professor der Psychiatrie an der Universität Heidelberg und Direktor des *Instituts für medizinische Ethik, Grundlagen und Methoden der Psychotherapie und Gesundheitskultur (IEPG)* in Mannheim. In der Auseinandersetzung mit aktuellen gesellschaftlichen Krisenfeldern hat er sich als Psychiater und Psychotherapeut auf der Grundlage eines anthropologischen Ansatzes aktuellen medizinethischen Problemen und grundsätzlichen Fragen der Ehik und Wertebildung zugewandt.

Hermes Andreas Kick ist Mitglied der Europäischen Akademie der Wissenschaften und Künste Salzburg. Er kooperiert nicht nur mit Wissenschaftlern, sondern pflegt vielseitige Beziehungen zu Künstlern. Ethische und ästhetische Fragen gehören für ihn zu den zentralen Herausforderungen unserer Gesellschaft. Mit der weltweit renommierten Komponistin Violeta Dinescu hat er im Rahmen der Mannheimer Ethiksymposien, die regelmäßig seit über einem Jahrzehnt im Mannheimer Schloss stattfinden, eine Anzahl Produktionen, zumeist Uraufführungen, u. a. zu Texten von Karl Jaspers *Aulos und Kithara* (2009), ferner *Maladies salutaires* (2010), *Tauromaquia* (2012) und *Exodus* (2018) realisiert.

Monografien und aktuelle Publikationen (Auswahl) von H. A. Kick

Crisis of European Identity – Crisis of Institutions: Can Interactive Institutions Help? / International Conference „Transition to a New Society"20-22 march 2014, Podgorica, Montenegro. / Symbolbildung und Grenzsituation im prozessdynamischen Forschungsansatz. In: Jung, H. (Hg.), Symbolon Jahrbuch Band 19, Frankfurt 2014, S. 125-146. / Trauma and Reconciliation. Border Situations as Risk and Opportunity in Multidisciplinary Treatment Approach. In: Dynamische Psychiatrie. Dynamic Psychiatry. 47 (2014) 166-181. / Crisis of European Identity – Crisis of European Institutions as Border Situation (K. Jaspers) – Steps forward to Interactive Institutions. In: European Academy of Sciences and Arts (Hrsg.): Festschrift zum 25. Jubiläum der Akademie. Salzburg 2015: S. 165-171. / Monographie: Grenzsituationen, Krisen, kreative Bewältigung. Prozessdynamische Perspektiven nach Karl Jaspers. Heidelberg 2015. / Krise der Identität – Krise der Gesellschaft – Krise der Institutionen. In: Dinescu V., Kick H. A. (Hg.) Katastrophen – Überlebensstrategien. Ethik – Werte – Ziele für eine Gesellschaft in der Krise. Berlin 2016, S. 67-79. / Identität. Identitätssuche in einer sich wandelnden Welt. Wozu Identität? Berlin 2018. / Scientific Revolution and Creative Process: On the Way to New Narratives in Psychiatry and Psychotherapy. In: Dynamische Psychiatrie. Dynamic Psychiatry. 51 (2018) 29-43. / Poetologische Differenz, Grenzsituation und kreative Lösung. Perspektiven für den Psychopathologen und die Therapie: In: Zeno 40 (2019) 162-174.

Naturwissenschaft – Philosophie – Geschichte

Philosophische Studien im Grenzbereich zwischen Naturwissenschaft, Medizin und Wissenschaftsgeschichte

hrsg. von Prof. Dr. med. Dr. phil. Peter Hucklenbroich

Katrin Neuhold
Unanzweifelbare Gewissheiten und offenkundige Absurditäten?
Über Sinnfeldontologie, Naturalismus und Kantianismus als metaphysische Modelle
Bd. 27, 2018, 356 S., 49,90 €, br., ISBN 978-3-643-14010-4

Heinrich Weßling
Theorie der klinischen Evidenz
Versuch einer Kritik der Evidenzbasierten Medizin
Bd. 26, 2011, 256 S., 24,90 €, br., ISBN 978-3-643-90065-4

Francesco Trevisani
Descartes in Deutschland
Die Rezeption des Cartesianismus in den Hochschulen Nordwestdeutschlands
Bd. 25, 2011, 448 S., 39,90 €, br., ISBN 978-3-643-90054-8

Ute Balmaceda-Harmelink
Paul Lüth (1921 – 1986) – eine Bioergographie
Unter besonderer Berücksichtigung seines Beitrages für die theoretische und praktische Medizin
Bd. 24, 2008, 176 S., 29,90 €, br., ISBN 978-3-8258-1243-0

Theodor Baars
Der Arzt-Philosoph
Wissenschaftstheoretische und philosophische Implikationen eines ärztlichen Berufsethos nach Karl Jaspers
Bd. 23, 2007, 168 S., 19,90 €, br., ISBN 978-3-8258-0072-7

Larisa Shumeyko
Rezeption der Zellularpathologie Rudolf Virchows (1821 – 1902) in der russischen Medizin
Bd. 22, 2019, ca. 240 S., ca. 24,90 €, br., ISBN 978-3-8258-7139-0

Harald Holz
Raum-Zeit-Kohärenz, Dualismus und Polarität
Die Welle-Teilchen-Dualität im kosmologisch-holistischen Kontext
Bd. 21, 2003, 216 S., 29,90 €, br., ISBN 3-8258-7121-5

Hartwig Wiedebach
Hirntod als Wertverhalt
Medizinethische Bausteine aus Jonas Cohns Wertwissenschaft und Maimonides' Theologie
Bd. 20, 2003, 88 S., 12,90 €, br., ISBN 3-8258-7098-7

Frank Stahnisch
Ideas in Action
Der Funktionsbegriff und seine methodologische Rolle im Forschungsprogramm des Experimentalphysiologen François Magendie (1783 – 1855)
Bd. 18, 2003, 296 S., 20,90 €, br., ISBN 3-8258-6380-8

Affekt – Emotion – Ethik

Veröffentlichungen des Instituts für medizinische Ethik, Grundlagen und Methoden der Psychotherapie und Gesundheitskultur Mannheim
hrsg. von Prof. Dr. med. Hermes Andreas Kick (Universität Heidelberg)

Empirisches Wissen human gestalten, das ist der Leitsatz des IEPG, des Instituts für medizinische Ethik, Grundlagen und Methoden der Psychotherapie und Gesundheitskultur, Mannheim. Das Institut arbeitet seit seiner Gründung im Jahre 2000 konsequent daran, für die Zukunftsfragen unserer Gesellschaft aus dem Bereich der Medizinethik und insbesondere den Erfahrungen der Psychotherapie lebensdienliche Antworten zu entwickeln.In der Buchreihe Affekt – Emotion – Ethik werden die wissenschaftlichen Positionen der Experten-Arbeitskreise, erarbeitete Problemperspektiven der Symposien, ferner Forschungsergebnisse von Autorengruppen, die im kooperativen Umkreis des Instituts tätig sind, regelmäßig veröffentlicht. Hermes A. Kick

Identitätssuche in einer sich wandelnden Welt – Wozu Identität?
Bd. 17, 2018, 188 S., 24,90 €, br., ISBN 978-3-643-14135-4

Violeta Dinescu; Hermes Andreas Kick (Hg.)
Katastrophen – Überlebensstrategien
Ethik – Werte – Ziele für eine Gesellschaft in der Krise. In memoriam Aurel Stroe
Bd. 16, 2016, 218 S., 29,90 €, br., ISBN 978-3-643-13591-9

Hermes Andreas Kick; Wolfram Schmitt (Hg.)
Leib und Leiblichkeit als Krisenfeld in Psychopathologie, Philosophie, Theologie und Kunst
Ansätze zu einer interdisziplinären Anthropologie von Entsprechen und Verantworten
Bd. 15, 2015, 320 S., 34,90 €, br., ISBN 978-3-643-13227-7

Birgit Harreß
Mensch und Welt in Dostoevskijs Werk
Ein Beitrag zur poetischen Anthropologie
Bd. 14, 2014, 432 S., 39,90 €, br., ISBN 978-3-643-12197-4

Hermes Andreas Kick; Theo Sundermeier (Hg.)
Gewalt und Macht in Psychotherapie, Gesellschaft und Kunst
Bd. 13, 2014, 208 S., 29,90 €, br., ISBN 978-3-643-12549-1

Hermes Andreas Kick; Günter Dietz (Hg.)
Frieden als Balance in Psychotherapie und politischem Handlungsraum
Prozessdynamische Perspektiven. Mit einer CD
Bd. 12, 2013, 232 S., 29,90 €, br., ISBN 978-3-643-12248-3

Hermes Andreas Kick; Wolfram Schmitt; Dietrich von Engelhardt (Hg.)
Ethik des Arztes, Ethik des Patienten, Ethik der Gesellschaft
Basis für ein zukunftsfähiges Gesundheitssystem
Bd. 11, 2012, 194 S., 19,90 €, br., ISBN 978-3-643-11650-5

Hermes Andreas Kick; Wolfram Schmitt (Hg.)
Schuld
Bearbeitung, Bewältigung, Lösung. Strukturelle und prozessdynamische Aspekte
Bd. 10, 2011, 136 S., 19,90 €, br., ISBN 978-3-643-11395-5

Hermes Andreas Kick; Günter Dietz (Hg.)
Trauma und Versöhnung
Heilungswege in Psychotherapie, Kunst und Religion
Bd. 9, 2010, 344 S., 29,90 €, br., ISBN 978-3-643-10968-2

LIT Verlag Berlin – Münster – Wien – Zürich – London
Auslieferung Deutschland / Österreich / Schweiz: siehe Impressumsseite

Ethik in der Praxis/Practical Ethics

Studien/Studies

hrsg. von Prof. Dr. Hans-Martin Sass (Universität Bochum/Georgetown University Washington)
Schriftleitung: Dr. Arnd T. May

Iva Rinčić; Amir Muzur
Fritz Jahr and the Emergence of European Bioethics
The book presents the results of a long research into the life and work of the German theologian and teacher Fritz Jahr (1895 – 1953) from Halle an der Saale, who was the first to use the term "bioethics", as early as 1926. It is a revised history of bioethics with an overview of all 22 of Jahr's known published papers. The analysis follows the diffusion after 1997 of the discovery of Fritz Jahr worldwide and particularly the contribution of Croatian bioethicists to it.
vol. 43, , 154 pp., 34,90 €, pb., ISBN 978-3-643-91134-6

Iva Rinčić; Amir Muzur
Van Rensselaer Potter and His Place in the History of Bioethics
Van Rensselaer Potter (1911 – 2001), the biochemist-oncologist of University of Wisconsin-Madison, was long been related to the invention of the term "bioethics". Even today, knowing that the German theologian Fritz Jahr (1895 – 1953) is to be credited for this invention, Potter's ideas do not lose on their importance, primarily for his opposition to a bioethics narrowed down onto biomedical issues. The book represents the first monograph on Potter's life and work worldwide, telling a fascinating story about a concerned top scientist and humanist.
vol. 42, , 126 pp., 29,90 €, pb., ISBN 978-3-643-91133-9

Tatjana Grützmann
Interkulturelle Kompetenz in der klinisch-ethischen Praxis
Kultursensible Ansätze zum Umgang mit interkulturellen Situationen in der Klinischen Ethikberatung
Bd. 41, 2016, 244 S., 34,90 €, br., ISBN 978-3-643-13489-9

Hans-Martin Sass
Cultures in Bioethics
vol. 40, 2016, 260 pp., 39,90 €, pb., ISBN 978-3-643-90755-4

Simone Horstmann
Ethik der Normalität
Zur Evolution moralischer Semantik in der Moderne
Bd. 39, 2016, 268 S., 34,90 €, br., ISBN 978-3-643-13146-1

Amir Muzur; Hans-Martin Sass (Eds.)
Fritz Jahr and the Foundations of Global Bioethics
The Future of Integrative Bioethics
vol. 37, 2012, 400 pp., 49,90 €, hc., ISBN 978-3-643-90112-5

Ralf Jox; Katja Kühlmeyer; Georg Marckmann; Eric Racine (Eds.)
Vegetative State – A Paradigmatic Problem of Modern Society
Ethical, legal, social and medical perspectives on chronic disorders of consciousness
vol. 36, 2012, 216 pp., 34,90 €, pb., ISBN 978-3-643-90097-5

Georg Bollig
Palliative Care für alte und demente Menschen lernen und lehren
Bd. 35, 2010, 128 S., 19,90 €, br., ISBN 978-3-643-90058-6

Jochen Vollmann; Jan Schildmann (Hg.)
Empirische Medizinethik
Konzepte, Methoden und Ergebnisse
Bd. 34, 2011, 304 S., 29,90 €, br., ISBN 978-3-643-10763-3

LIT Verlag Berlin – Münster – Wien – Zürich – London
Auslieferung Deutschland / Österreich / Schweiz: siehe Impressumsseite

Medizingeschichte

Thomas Wefelmeyer
Antonio Maria Salvatori
Ein Beitrag zur Geschichte der Suchtmedizin
Antonio Maria Salvatori hat das erste Krankheitskonzept der Sucht ausgearbeitet. Seine Vorträge über die „*Pathologia (bzw. Therapeutica) de Ebriositate continua remittente et intermittente*" (1817/1818) sind in Moskau folgenlos verklungen. Seine Leistung, nie gewürdigt, ist ebenso vergessen wie sein abenteuerliches Leben, das ihn über Konstantinopel und Teheran nach Moskau, Perm und Sankt-Petersburg geführt hat.
Bd. 7, 2019, ca. 256 S., ca. 39,90 €, gb., ISBN 978-3-643-14143-9

Dietrich von Engelhardt; Hermes Andreas Kick (Hg.)
Lebenslinien – Lebensziele – Lebenskunst
Festschrift zum 75. Geburtstag von Wolfram Schmitt
Dieser interdisziplinär ausgerichtete Sammelband beleuchtet aus literaturwissenschaftlicher, philosophischer, medizinhistorischer, psychologischer, psychotherapeutischer, ethnologischer und naturwissenschaftlicher Sicht Grundfragen einer anthropologischen Biographik.
Exemplarisch werden Entwicklungen und Verläufe, Wege und Irrwege, Phasen und Ziele des Lebens in ihren Möglichkeiten und Grenzen betrachtet und auf die pragmatischen Aspekte von philosophischer und medizinischer Lebenskunst bezogen. Der Band ist dem Psychiater und Medizinhistoriker Wolfram Schmitt zum 75. Geburtstag gewidmet.
Bd. 6, 2014, 232 S., 29,90 €, br., ISBN 978-3-643-12167-7

Wolfram Schmitt
Medizinische Lebenskunst
Gesundheitslehre und Gesundheitsregimen im Mittelalter
Die Gesundheitslehre nahm innerhalb der mittelalterlichen Theorie der Medizin eine zentrale Stellung ein, der in der Praxis der Medizin das Gesundheitsregimen entsprach. Es wandte sich in der Gestalt von Gesundheitstraktaten vor allem an den medizinischen Laien. Diese medizinischen Ratgeber dienten einer medizinischen Lebenskunst, die die Balance der sechs zu kultivierenden Fundamentalbereiche der menschlichen Natur (Licht und Luft, Essen und Trinken, Bewegung und Ruhe, Schlafen und Wachen, Füllung und Entleerung, Gemütsbewegungen) zum Ziel hatte. Diese „sex res non naturales" der antik-mittelalterlichen Diätetik besitzen auch heute noch ihre Gültigkeit.
Bd. 5, 2013, 208 S., 29,90 €, br., ISBN 978-3-643-11932-2

Andrea Praschinger
Wiener Krankenanstalten ab 1900
Kontinuität und Wandel bei der stationären medizinischen Versorgung
Diese Arbeit bietet eine qualitative Betrachtung der Wiener Krankenanstalten im 20. Jahrhundert. Sie ist mit den abgedruckten Datentabellen zusätzlich Nachschlagewerk und Quelle für weitere Fragestellungen. Rechtliche Rahmenbedingungen für die Entwicklung der stationären Versorgung werden thematisiert. Die Diskussion ausgewählter Kapitel rundet den Blick auf das zu jeder Zeit aktuelle und im Interesse der Bevölkerung befindliche Krankenanstaltenwesen ab.
Bd. 4, 2008, 224 S., 24,90 €, br., ISBN 978-3-8258-1315-4

Sabine Ludyga
Geschichte der Naturheilkunde in Bayern im 19. Jahrhundert
Bd. 3, 2007, 120 S., 14,90 €, br., ISBN 978-3-8258-9918-9

Jörg Vögele; Heiner Fangerau; Thorsten Noack (Hg.)
Geschichte der Medizin – Geschichte in der Medizin
Forschungsthemen und Perspektiven
Bd. 2, 2006, 240 S., 24,90 €, gb., ISBN 3-8258-9562-9

Georg Tannstetter
Artificium de applicatione Astrologiae ad Medicinam
Herausgegeben und kommentiert von Rosemarie Eichinger
Bd. 1, 2006, 288 S., 24,90 €, br., ISBN 3-8258-9540-8